# La dieta del sosiego

"*Marc David es la voz más importante que ha establecido el estrecho vínculo existente entre el estrés, la digestión, el metabolismo, el peso y la salud. Nos hace recordar que nuestra relación con los alimentos es tan importante como los propios alimentos. En un mundo de dietas 'de alto contenido de frivolidad', él se aparta de la multitud y nos indica el camino de la nutrición, el placer y la sanación.*"

MARK HYMAN, DOCTOR EN MEDICINA,
COAUTOR DE *ULTRAMETABOLISM: THE SIMPLE PLAN
FOR AUTOMATIC WEIGHT LOSS* [*ULTRAMETABOLISMO:
EL PLAN SENCILLO PARA BAJAR DE PESO AUTOMÁTICAMENTE*]

"*La dieta del sosiego nos proporciona el eslabón perdido del metabolismo, y esto nos libera para que podamos disfrutar más que nunca de la comida al mismo tiempo que bajamos de peso y recuperamos la salud. Un millón de gracias, Marc David.*"

CHRISTIANE NORTHRUP, DOCTORA EN MEDICINA,
AUTORA DE *MOTHER-DAUGHTER WISDOM: CREATING A LEGACY OF
PHYSICAL AND EMOTIONAL HEALTH* [SABIDURÍA DE MADRE A HIJA:
CÓMO CREAR UN LEGADO DE SALUD FÍSICA Y EMOCIONAL]

# La dieta del sosiego

## Comer por placer, para obtener energía y para adelgazar

## MARC DAVID

Traducción por Ramón Soto

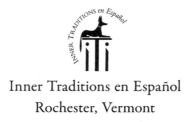

Inner Traditions en Español
Rochester, Vermont

Inner Traditions en Español
One Park Street
Rochester, Vermont 05767 USA
www.InnerTraditions.com

Inner Traditions en Español es una división de Inner Traditions International

Titulo original: *The Slow Down Diet: Eating for Pleasure, Energy, and Weight Loss* publicado por Healing Arts Press, sección de Inner Traditions International

***Nota al lector:*** *El propósito de este libro es servir como guía informativa. Los remedios, criterios y técnicas aquí descritos han de suplementar, no reemplazar, la atención o el tratamiento médico o profesional. No deben utilizarse para tratar una enfermedad o dolencia grave si no se ha consultado antes a un profesional de la salud cualificado.*

ISBN-13: 978-1-59477-239-9
ISBN-10: 1-59477-239-8

Impreso y encuadernado en Estados Unidos por Lake Book Manufacturing

10 9 8 7 6 5 4 3 2 1

Diseño del texto por Rachel Goldenberg y diagramación por Priscilla Baker
Este libro ha sido compuesto con la tipografía Garamond y la presentación, con la tipografía Helvetica Neue.

# ___ Contenido

# Reconocimientos

Aunque un libro es una creación muy personal, todo aquel que haya contribuido a mi formación o influido en mi vida notará de algún modo su propio arrebol en estas páginas. A Mark Hyman: gracias por ser un gran amigo, poderoso aliado, hermano del alma y compañero de conspiración intelectual. A Kathy Jackman: has sido el ángel de mis proyectos, la hermana del alma y la animadora cósmica para llegar a la verdad. Douglas Brady nunca ha titubeado en su función de compañero del alma y guerrero del corazón. Gracias por tu presencia. David Cohen ha desempeñado con creces el papel del hermano que nunca tuve, mientras que Rusty Cohen se ha definido mágicamente como el primo especial que siempre quise tener. Dharani Burnham ha sido una amiga amorosa, dulce inspiración y ama de casa de alto nivel. Joan Berry ha sido una mujer verdaderamente sabia y una elegante sanadora. Has sido genial.

Gracias a James "Kimo" Nelson, mi hermano mayor en el viaje, ¡a-hu'i ho!; a Pier Paolo de Angelis, mi "lobello" italiano; a Mark Kelso, mágica musa masculina: siempre te tengo presente, incluso cuando estás conmigo; a Kathie Swift y Jim Conzo, mis nutricionistas preferidos en el mundo; a Tom Jackman, compañero de búsquedas de tesoros para la vida.

También doy las gracias a otros amigos: Michael "Magic" Johnson,

Arti Ross-Kelso, Jordan Blank, Toinette Lippe, Tara y Francis Grace, Gudni Gunarsson, Lisa "Dove" Settli, Brooke Loenig, Alexis Miles, Christopher Brinton, David Piver, Jonathan Kalman, Carolyn "Sudha" Lundeen, Lori Davis, Lorna Sass, Stephen y Sandy Muss, Dan y Deborah Howard, Carl Bendix, John Dekadt, Greg Zelonka, Alex Souri, Alex Bloomstein, Doug McKenzie, Esther Cohen y Rivka Zahler. Un agradecimiento especial a Stefanie Clements por ser una musa de proyectos y una extraordinaria diseñadora gráfica.

Mucho amor a mi tribu familiar que se ha mantenido fiel y presente: los Goldstone (Rhonda, Tony, Jonathan y Andrew), juntos hemos pasado tantos ratos maravillosos. Brad Cohen siempre me inspira por el solo hecho de ser Brad, es decir, por su generosidad y cariño. Jeffrey Cohen siempre me hace sonreír y tramar mi siguiente jugada. Rick Cohen es mi líder predilecto y me deja sin palabras por su gran corazón. ¡Qué tal, Brendan y Courtney!

Otros Cohen que merecen agradecimientos: Jason, Mitchell, Jodi, Matthew, Ben, Pilar, tía Bunny y tío David. También llevo en mi corazón a Ceil Sherry, Arnie y Shelly Bengis, David Bengis, Reeva y Dennis Goldblum y Gabriella Bengis, quien ha sido para mi hijo la mejor madre que pueda pedir un hombre.

Mi profunda gratitud a los empleados, invitados y familias extendidas del Centro Kripalu de Yoga y Salud y de Canyon Ranch en la zona de Berkshire: dos luces maravillosamente radiantes en el mundo de la sanación y la transformación. La Universidad Estatal de Sonoma ha sido un lugar especial para educar mente y alma. Un grito de todo corazón a Joshua Rosenthal, autor, amigo y extraordinario líder en materia de nutrición y a los increíbles estudiantes y empleados del Instituto de Nutrición Integral (Institute for Integrative Nutrition). Grandes agradecimientos a algunos de mis autores y expertos en nutrición favoritos: Jeff Bland, Ann Louise Gittleman, Sally Fallon, John Robbins, Ward Dean, Annmarie Colbin, Sid Baker, Leo Galland, Linda Page y Andrew Weil. Hay cabida para todos bajo este techo.

Algunos de los líderes del pensamiento más memorables que han influido en mí son James Hillman, Larry Dossey, Ken Wilber, Robert Bly, Lao Tzu, Oscar Wilde y Martin Luther King. Michael Marcus, del restaurante japonés Bizen, me ha mantenido bien alimentado y en constante asombro ante el lado místico del sushi. La tienda Mana Foods, la pescadería Paia y el Delicatessen Haiku también me han servido comidas memorables. El pueblo Jacob's Pillow y su festival, por su parte, me han permitido bailar de forma inolvidable.

Gracias al Pueblo de las Rocas, la Nación de las Ballenas y Delfines, los Mets, los Patriots, los alumnos y maestros de la Escuela Waldorf de Great Barrington y de la Escuela Waldorf de Haleakala, los jamaiquinos, Hera Dura, la empresa Apple Computer, Disney, el equipo Peapod de Johnson & Johnson, los Bad Dogs, los Venecianos y los Brasileños.

Por lo que a mí respecta, los lugares han sido a menudo tan especiales y necesarios como las personas. Doy las gracias al río Green River, el monte Monument Mountain, Kennedy Park, las playas Big Beach, Little Beach y Baldwin Beach, La Perouse, la isla Big Island, los "Gunks", Hawk Meadow, Belice, Boulder, Buena Vista y Brooklyn.

Estoy muy agradecido a todo el maravilloso personal de la editorial Inner Traditions/Healing Arts Press, incluidos Jon Graham, Susan Davidson y Jeanie Levitan. Gracias por la excelente labor que realizan.

Mis respetos y honores a todos mis antepasados y familiares que ya no se encuentran entre nosotros: mis abuelos Charles y Molly Cohen y Jack y Esther Weinstein; mis tíos Sid, Jerry y Eddy y, por supuesto, a mis queridos padres, Sid y Rachel Cohen, quienes me proporcionaron una base de gran cariño y dedicación.

Por último, doy las gracias al Creador de todo lo que existe, por una vida hermosa y por mandarme a Skye, mi hijo especial, compañero en el coleccionismo de rocas, fanático de los deportes y mi favorito para toda la vida.

# Prefacio

Quizás nunca antes ha leído ni leerá otro libro sobre dietas como éste, un libro sin precedentes y capaz de cambiarle la vida. La información que encontrará aquí estará reñida con gran parte de lo que se le ha dicho antes acerca de las comidas sanas y la manera de bajar de peso. Pondrá en entredicho algunos de los consejos más apreciados que han ofrecido los expertos. No le impondrá una fórmula más sobre dietas ni le indicará precisamente lo que tiene que comer, cuándo tiene que comerlo ni en qué cantidad. Ni tampoco lo seducirá con un sistema difícil de seguir y, por lo tanto, condenado al abandono.

En lugar de ello, este libro le indicará cómo optimizar el metabolismo independientemente de lo que usted decida comer. Le enseñará la manera de acceder a la sabiduría de la mayor autoridad dietética que hay en la Tierra: el nutricionista que todos llevamos por dentro. Al hacerlo, lo pondrá en contacto con la información más importante desde el punto de vista de su salud, energía y peso.

Si usted ha intentado aligerar su carga siguiendo todas las dietas de moda sin obtener ningún resultado duradero, este libro le mostrará a qué se debe ese fracaso y qué hacer al respecto. Si se siente frustrado y confundido por la información sobre tantos sistemas contradictorios de nutrición que inundan las ondas hertzianas, estas páginas le proporcionarán las nuevas perspectivas y la ayuda que ha esperado y que definitivamente merece. *La dieta del sosiego* le presenta un programa de ocho semanas que es distinto a cualquier otro que usted haya emprendido antes: un programa fácil de seguir que producirá en su cuerpo y en su ser cambios significativos, duraderos y profundos. En última instancia, le ayudará a incluir los dones del alma en su alimentación y, al hacerlo, le despertará una llama interior que es la verdadera fuente de su energía.

Disfrútelo, pues usted está a punto de volver a nacer con un nuevo metabolismo.

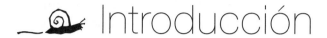 Introducción

*La vida no puede esperar a que las ciencias*
*expliquen científicamente el Universo . . . La vida*
*nos es disparada a quemarropa.*

JOSÉ ORTEGA Y GASSET

En el folclor polinesio, Maui es un semidiós sin igual; la bella isla
hawaiana fue nombrada así en su honor. Maui era un embaucador muy
listo de fuerzas sobrehumanas; su hazaña más extraordinaria y memo-
rable consistió en capturar al sol.

Los problemas comenzaron poco después de que Maui alzó el cielo
para que los seres humanos pudieran caminar erguidos y para hacer
espacio de modo que el Sol pudiera alcanzar una posición elevada sobre
los mundos inferiores. El Sol, de manera egoísta, procedió a surcar el
cielo raudamente en lugar de describir un arco sin premura. Por esta
razón, los humanos tenían muy poco tiempo para pescar, practicar la
agricultura o secar sus telas tradicionales de tapa. Se enfermaban y se
sentían infelices.

Siguiendo los sabios consejos de su abuela, Maui ideó un plan para
ayudar a los seres humanos en su sufrimiento. Durante muchos días se
ocultó en el extremo oriental del volcán más alto, Haleakala, y calculó
el recorrido diario del Sol. Luego regresó a casa, donde trenzó dieciséis
fuertes cuerdas hechas del cabello de su hermana, con la intención de
usar su fuerza legendaria para atrapar al Sol con un lazo.

A la mañana siguiente, cuando el Sol se alzó sobre Haleakala y comenzó su caprichoso vuelo por el cielo, Maui atrapó el primer rayo que apareció y lo ató a un fuerte árbol de wiliwili. Pronto había amarrado los dieciséis rayos del Sol.

Al quedar inmovilizado, el Sol se vio a merced de Maui y sabiamente accedió a llegar a un trato. A cambio de su vida, el Sol prometió cruzar el cielo lenta y ponderadamente, de modo que los seres humanos tuvieran las condiciones necesarias para alimentarse y prosperar. Todos quedaron felices y el Sol se sintió tan honrado que hasta el día de hoy ha mantenido su palabra.

No es por coincidencia que el Sol se ha convertido en símbolo del metabolismo. Es la máxima fuente de energía del planeta Tierra. Reconocemos su importancia al referirnos a la parte media del torso humano (el centro de la actividad metabólica en el cuerpo) como plexo solar, que significa en latín "lugar de recepción del sol". Y, en reconocimiento a la suprema importancia del metabolismo, se nos ha enseñado a hacer grandes esfuerzos para mantener su eficiencia. Tanto el metabolismo como el Sol nos benefician más cuando recibimos ambos en su justa medida. Si nos excedemos con cualquiera de los dos, nos quemamos o nos agotamos.

## El sosiego

Si ha decidido leer este libro, seguramente lo está haciendo porque desea acelerar su metabolismo: desea más energía metabólica para bajar de peso, tener un aspecto esbelto, estar más saludable y tener más energía. No obstante, aunque tengan todo lo último en materia de dietas, remedios y artefactos para bajar de peso, la mayoría de las personas no obtienen los resultados que desean.

Si usted ha tratado de fortalecer su metabolismo pero no lo ha conseguido, la causa principal es que su vida marcha a un ritmo demasiado acelerado.

El ritmo vertiginoso al que marcha nuestra cultura es contrario a una vida feliz y sana. Sufrimos una avalancha de malestares del cuerpo y dolencias del alma cuyo origen es muy sencillo: el ritmo de vida. Me refiero al paso acelerado que nos hace avanzar inconscientemente a lo largo del día, que nos empuja más allá de la capacidad natural del organismo y nos deja insatisfechos y agotados al final del día.

Cuando avanzamos por la vida a una velocidad excesiva, es inevitable que comamos rápidamente, lo que destruye el metabolismo y ocasiona trastornos digestivos. Entonces comemos en función de la respuesta fisiológica de estrés, la que reduce nuestra capacidad de quemar calorías. Esto hace que los alimentos nos produzcan escaso placer, lo cual merma la producción de energía a nivel celular y nos induce a comer más. Nos produce falta de aire, lo que a su vez reduce la absorción de oxígeno y contribuye a una mayor acumulación de grasa. Además, nos impulsa a abandonar nuestro verdadero carácter y propósito de haber venido al mundo, dejándonos con pensamientos tóxicos y emociones perturbadoras que hacen que el cuerpo envejezca y el corazón se endurezca.

Los extraño de todo esto es que, a pesar de nuestras mejores intenciones, a menudo tratamos de remediar estos males recurriendo a estrategias que nos hacen sentir peor. Resulta irónico cómo nos equivocamos al creer que los males provocados por nuestro rápido ritmo de vida pueden curarse con soluciones rápidas. Consumimos así medicamentos digestivos y analgésicos que producen efectos secundarios debilitantes. Nos castigamos a nosotros mismos con ejercicios excesivos por el delito de la gula. Abusamos de nosotros mismos con difíciles dietas y nos privamos del placer de los alimentos. Y nos sometemos a terapias médicas que nunca van realmente a los verdaderos motivos del mal funcionamiento de nuestro organismo.

Maui nos enseño una gran lección. Para aprovechar la energía del Sol, no lo hizo ir más rápido sino más lento. Hizo que el Sol se alineara con su curso y ritmo naturales y, de este modo, dominó una gran fuerza metabólica.

¿Está usted listo para dominar su propio poder metabólico con esta misma sabiduría?

Afortunadamente, hay un remedio eficaz para este mal de premura. Se llama sosiego. Debemos trabajar menos para obtener más. Debemos dejar de pelear por la comida y comenzar a aceptarla. Debemos dejar de castigar a nuestros organismos y comenzar a satisfacer sus necesidades. Debemos sosegarnos y disfrutar para entonces obtener los resultados que hemos buscado . . . y lo conseguiremos mucho más pronto de lo que esperamos.

La verdad ineludible es que sólo podemos lograr y mantener el metabolismo óptimo cuando comemos, hacemos ejercicios y vivimos en un óptimo estado emocional. Nuestra disposición mental actúa directamente hasta tal punto sobre el metabolismo que lo que pensamos y hacemos influye profundamente en cómo digerimos los alimentos. El poder metabólico no tiene que ver solamente con lo que uno come, sino con lo que uno es mientras come. Y no sólo se trata de cuántas calorías uno quema sino de hasta qué punto lo inspira la vida.

Imagínese entonces una relación con los alimentos y con su organismo que le proporcione sustento y lo satisfaga cada día. Imagínese tener la confianza de que puede relajarse y disfrutar de los alimentos que usted elije comer. Imagínese lo bien que se sentiría si la comida fuera un puro placer y si el ejercicio fuera una delicia. Imagínese que se cuida con sanos hábitos para toda la vida, no porque esté obligado a hacerlo, sino porque en realidad le hacen sentir bien. Si usted está dispuesto a elegir esa vida, estará dispuesto a elegir el "sosiego".

La dieta del sosiego es cuestión de hacer que la vida sea más serena para poder acelerar el metabolismo. Cuando digo "sosiego" quiero decir tener más conciencia: Ser abierto. Centrado. Presente. Equilibrado. Cree esta experiencia para usted mismo y para su cuerpo y mente, y la respiración se alineará naturalmente en un estado de sinergia. Ocurrirán cambios inmediatos en los sistemas nerviosos, endocrino e inmunológico y en la red de neuropéptidos en todo el organismo. El resultado es que quemará calorías a un ritmo óptimo. Digerirá y absorberá los nutrientes con la máxima eficiencia. Hará que el oxígeno circule y sea parte de un proceso de combustión donde se libere la mayor cantidad posible de energía. Su función inmunológica se potenciará. Podrá salirse del paradigma del estrés y la tensión y asumir su propio ritmo natural. El resultado es que sentirá más vida, energía y abundancia. Añada a esto la elección de alimentos de calidad y comenzará a crear el tipo de metabolismo que en el fondo usted sabe que le corresponde tener.

## Una nueva perspectiva sobre la nutrición

Al prepararse para ver la alimentación y el metabolismo de una forma totalmente nueva dejará atrás varios mitos sobre la nutrición, entre ellos los siguientes:

**Mito #1: La mejor manera de bajar de peso es comer menos y hacer más ejercicios.**
La intuición nos dice que esta fórmula es correcta, pero es lamentablemente incompleta. La mayoría de las personas encuentran que este método falla una y otra vez. Si diera resultado a largo plazo, lo habría hecho desde hace mucho tiempo. Como verá más adelante, la nutrición insuficiente puede desacelerar el metabolismo, y lo mismo sucede con el exceso de ejercicio. El castigo no nos lleva a ninguna parte. La nutrición verdadera y el movimiento gozoso del cuerpo lo llevará adonde usted quiera ir.

**Mito #2: Uno come en exceso debido a la falta de voluntad.**
Afortunadamente, los expertos también se equivocan en este caso. Como descubrirá, usted tiene más fuerza de voluntad que lo que nunca ha imaginado. Comemos en exceso no porque somos debiluchos sino porque fisiológicamente nos sentimos impulsados a actuar así cuando nuestras comidas son deficientes en cuanto a relajación, tiempo, placer, conciencia y nutrientes de alta calidad.

**Mito #3: Siempre que uno consuma los alimentos adecuados en las cantidades adecuadas, gozará de buena salud y bajará de peso.**
Este principio parece tener base científica pero ha causado más daños que beneficios. Como verá, podemos consumir los alimentos más sanos

del universo y en las cantidades precisas, pero si los ingerimos con ansiedad y premura, la respuesta fisiológica de estrés provocará un marcado aumento en la excreción de nutrientes y un profundo declive en la capacidad de quemar calorías. Lo que uno come constituye únicamente la mitad de la ecuación de la buena nutrición. La otra mitad radica en la manera en que uno come.

**Mito #4: Los expertos son la mejor fuente de información confiable y científicamente precisa sobre nutrición.**

Ojalá que esto fuera cierto. Es cierto que los expertos ocupamos un alto sitial, pero nos encanta discrepar unos con otros y constantemente cambiamos de parece. En realidad, los conocimientos de nutrición más definitivos están literalmente dentro de su cuerpo, en lo que se llama sistema nervioso entérico o SNE: el cerebro de los intestinos. Ésa es su guía dietética diaria más fiel y precisa. El sistema nervioso entérico tiene sus propias reglas metabólicas, que son las reglas por las que se rige su organismo. Este experto interno le ayudará a escoger a cuáles expertos externos puede seguir.

Los principios que aprenderá en este libro fueron definiéndose a partir de toda una vida de explorar los temas de la alimentación y la sanación. He tenido la buena fortuna de haber acumulado una experiencia diversa en el mundo de la nutrición. Fui conferenciante y consejero de nutrición durante más de diez años en un maravilloso centro de turismo de salud de fama mundial, el centro Canyon Ranch en la zona de Berkshire. Durante más de quince años ofrecí asesoría y fui líder de talleres y administrador en el Centro Kripalu de Yoga y Salud, uno de los más grandes retiros holísticos de salud en Estados Unidos y otro increíble laboratorio de sanación y transformación. Cursé estudios universitarios y de postgrado sobre nutrición, obtuve mi maestría en psicología de la alimentación en la Universidad Estatal de Sonoma, en California, recibí formación clínica en Harvard en medicina del cuerpo y la mente, trabajé como interno con numerosos médicos clínicos y sanadores que utilizaban terapias de punta en materia de nutrición, presté asistencia en investigaciones sobre el cáncer vinculadas con la nutrición en los laboratorios del Centro Oncológico Memorial Sloan-Kettering, y comencé una extensa carrera profesional como consultor de negocios para empresas relacionadas con alimentos, vitaminas y salud, lo cual me permitió adquirir experiencia en el desarrollo de productos, asignación de marcas, comunicaciones y salud empresarial, trabajé dedicadamente con organizaciones de renombre como Johnson and Johnson y Walt Disney Corporation. En mi calidad de médico clínico especializado en nutrición he obtenido buenos resultados con niños, ancianos, personas ricas y pobres, sanas y enfermas, prisioneros y atletas. He dado asesoría a personas que sufrían trastornos bioquímicos y de alimentación, y muchísimas personas que deseaban bajar de peso.

La misión de cada uno de nosotros en el mundo suele definirse a partir del camino personal que nos toca tomar. Desde que nací estuve afectado por asma y alergias intensas y estuve a punto de morir en varias ocasiones. Me llevaban de un médico a otro, sin que ninguno pudiera proporcionarme alivio. Nunca pude corretear como un niño normal. Tenía una situación de salud desesperada. A los cinco años oí decir que las frutas y vegetales eran beneficiosos para la salud. Hasta ese momento mi dieta consistía básicamente en cereal de cacao en el desayuno, refrescos Kool Aid y crema de malvaviscos en el almuerzo, y papas fritas y emparedados de salami en la cena. Pedí a mi madre que comprara manzanas y guisantes con zanahorias enlatados porque, según mi escaso entendimiento, eso era lo que yo conocía como frutas y vegetales.

Milagrosamente, mi salud comenzó a mejorar y, a medida que mi madre me ayudó a incorporar otros pequeños cambios en la dieta, mi salud se recuperó aún más. Así fue como, desde una temprana edad, pude establecer la conexión de que los alimentos que ingería tenían un efecto en mi salud. En esa época mi padre, que se hizo quiropráctico en 1965, estaba aprendiendo sobre vitaminas y homeopatía, y traía a casa montones de muestras de productos. Probar todas esas píldoras fue uno de los puntos cumbre de mi niñez: me catapultó al siguiente nivel de bienestar. Me convencí de que la buena nutrición era la clave del bienestar y así comenzó mi fascinación para toda la vida con los alimentos, la sanación, la transformación personal y el metabolismo.

## Una nueva definición de metabolismo

Muchas personas usan el término *metabolismo,* pero pocos saben lo que significa. De hecho, si uno preguntara a cien médicos y nutricionistas reunidos en una sala "¿Cuál es la definición de metabolismo?" lo más probable es que reciba cien respuestas diferentes. Por tanto, no es de sorprender que el ciudadano medio esté confundido a este respecto.

Vayamos a los elementos básicos y examinemos la definición clásica de *metabolismo:* El metabolismo es la suma de todas las reacciones químicas que tienen lugar en el organismo.

¿Le sorprende que sea así de fácil? Por supuesto, podemos hablar del metabolismo de tejidos específicos como el hígado y la tiroides. Podemos hablar del metabolismo de sustancias específicas como el colesterol. También podemos hablar del metabolismo de distintos sistemas orgánicos, como el metabolismo digestivo. Pero las personas que dicen "quiero acelerar mi metabolismo" se refieren en realidad al metabolismo consistente en el consumo de calorías, conocido también como eficiencia térmica.

Una vez comprendido esto, si deseábamos aumentar el metabolismo teníamos que ocuparnos de poner en marcha la eficiencia química de nuestro organismo mediante ejercicios, medicamentos, nuevos suplementos o combinaciones mágicas de alimentos. Estos métodos han tenido ciertamente su utilidad, pero ya no se corresponden adecuadamente con la realidad metabólica.

Esto se debe a que el metabolismo no tiene lugar solamente en el cuerpo. Opera por igual y de forma simultánea en el cuerpo, la mente, las emociones y el espíritu. Sorprendentes investigaciones en las ciencias del cuerpo y la mente han demostrado de manera concluyente la conexión entre lo que pensamos y sentimos y la química del organismo. La ciencia ha revelado los efectos profundos de los procesos químicos del estrés, la relajación, el placer y la depresión, y los efectos que pueden tener en nuestras vidas la oración, los animales domésticos y otros seres humanos.

Efectivamente, todo lo que sucede en nuestro mundo desde el nacimiento hasta la muerte es parte integral del metabolismo. Todo lo captado por nuestros sentidos que tiene un efecto en el sistema nervioso pasa por alguna forma de digestión, asimilación y eliminación. En este preciso instante estamos metabolizando elementos de nuestra última comida, de las palabras impresas en esta página y de importantes detalles de acontecimientos decisivos que han tenido lugar durante la semana en curso o incluso en épocas anteriores de nuestras vidas. Metabolizamos nuestros sueños, temores y fantasías, nuestros júbilos y tristezas, nuestros celos y alegrías, la belleza que nos rodea, las traiciones que hemos sufrido y nuestros momentos afortunados y desafortunados. Añádanse a todo esto el yogur congelado, los emparedados de pollo y el sushi que comemos. No es de sorprender que tomemos tantos remedios para la digestión.

Al tomar en consideración todos estos elementos, llegamos a una nueva definición de metabolismo:

**El metabolismo es la suma de todas las reacciones químicas que tienen lugar en el organismo y, además, la suma de todos nuestros pensamientos, sentimientos, creencias y experiencias.**

Esta definición no sólo es más precisa y completa desde el punto de vista científico, sino que quizás usted reconozca también que es correcta desde el punto de vista intuitivo. Si lo puede reconocer, quiere decir que usted está en sincronía con disciplinas como el Ayurveda y la medicina china, que durante miles de años han señalado el carácter inseparable de la mente, el cuerpo y el cosmos. Es muy probable que usted haya tenido muchos momentos en que su metabolismo resultó transformado por algún factor distinto a los alimentos, medicamentos o ejercicios. ¿Puede recordar algún momento en que haya estado sentado en casa, sintiéndose por el piso y con pena de sí mismo; un momento en que, si alguien le hubiera preguntado cómo estaba su metabolismo, habría respondido: "perezoso y lento"? Pero de pronto suena el teléfono y quien llama es un interés amoroso o alguien que le trae buenas noticias sobre dinero. Su estado de ánimo sube por los cielos al instante. Se siente vivo y optimista. En ese momento, si alguien volviera a preguntarle cómo estaba su metabolismo, usted respondería: "viento en popa y a toda vela".

¿Qué ha sucedido? Usted ha experimentado una enorme subida de energía, sin haber tomado café ni ningún medicamento o estupefaciente. Lo que aceleró su organismo fue un cambio en su mundo emocional. Así de rápido puede cambiar el metabolismo.

En esencia, el tema de este libro es como recuperar el poder metabólico. Es analizar las circunstancias en que hemos regalado nuestro poder, los hemos derrochado y hemos quedado con menos. Muchos estamos acostumbrados a creer la idea errónea de que de un modo u otro se nos ha timado con el poder metabólico que nos debería corresponder. Creemos que no tenemos suficiente energía para hacer lo que necesitamos hacer, porque en algún punto el sistema ha fallado. Creemos que para repararlo basta con una vitamina, un medicamento, una dieta o un programa de ejercicios. Si al menos pudiéramos encontrar al experto adecuado con la respuesta precisa, todo saldría bien.

La verdad es que nacemos con un gran poder metabólico. Si usted ha llegado hasta el día de hoy, el milagroso organismo en que habita ha desempeñado muy bien su cometido. Las fuerzas del universo nos traen al mundo con un impulso sostenedor de la vida que nos permite ir reuniendo por el camino todo lo que necesitamos para seguir cobrando altura. Pero nos quedamos atrapados en la fisiología de supervivencia basada en el reflejo de "luchar o huir" y perdemos energía en grandes cantidades debido al estrés crónico de bajo nivel, la velocidad, la insuficiencia de nuestra respiración, nuestra conciencia y nuestro placer, y debido a los ritmos discordantes y a un relato personal negativo. También derrochamos energía cuando perdemos nuestra dignidad y nuestra autoridad interior al capitular ante un empleo, el dinero, los "expertos", las emociones perniciosas y el ritmo de vida excesivamente rápido, por mencionar sólo unos cuantos factores.

Reclame su energía personal en estas esferas y reclamará un caudal de fuerza metabólica. Es así de sencillo. Y es así de profundo. El poder personal y el poder metabólico son una misma cosa.

## Los ocho metabolizadores universales

La esencia de la dieta del sosiego radica en los ocho metabolizadores universales. Considero que éstos representan algunas de las piezas más importantes que faltan en nuestro rompecabezas metabólico colectivo, la próxima generación de poderosos factores biológicos de rejuveneci-miento que serán esenciales para nuestra salud en el nivel más profundo de la realidad médica.

A pesar de que existen desde hace mucho tiempo, los ocho meta-bolizadores universales han sido pasados por alto hasta ahora por varias razones fundamentales. En primer lugar, avanzamos demasiado rápida-mente para percatarnos de ellos, pues su poder químico se activa única-mente cuando se ha alcanzado el nivel preciso de "lentitud" o sosiego. En segundo lugar, hemos creído que los estimuladores metabólicos tienen que ser exclusivamente algún tipo de alimento, fármaco o ejercicio físico, pero los ocho metabolizadores universales se encuentran en una categoría distinta. Califiquemos a estos estimuladores metabólicos de *transustan-ciales*, lo que significa "muy por encima del reino de la materia". No es posible tocarlos, ni verlos, ni embotellarlos ni venderlos en Internet, pero son tan fundamentales para el metabolismo como las vitaminas, mine-rales, agua y ejercicio, o quizás lo sean más. Sin ellos, nunca podríamos llegar a convertirnos en las criaturas vitales y expresivas que debemos ser.

Los ocho metabolizadores universales son:

- La relajación
- La conciencia
- El placer
- El relato
- La calidad
- El ritmo
- El pensamiento
- Lo sagrado

Como verá en los capítulos subsiguientes, cada uno de estos metabolizadores es una llave que abre una puerta a un medio completamente nuevo de transformar su metabolismo nutricional, a menudo de una manera tan fácil que resulta inesperada y sorprendente. Como psicólogo nutricional, he visto a demasiadas personas frustrarse con dietas bajas en calorías, bajas en grasa y bajas en vitalidad. Pude observar cómo esas mismas personas hacían ejercicios un mes tras otro o un año tras otro, y aún seguían quejándose de la lentitud de sus metabolismos. Otros se obligaban a bajar de peso recurriendo a dietas restrictivas, pero vivían en una prisión culinaria que no daba cabida ni al placer ni a la libertad condicional. Era evidente que necesitaban algo más.

Encontré el ingrediente misterioso (los metabolizadores universales) cuando descubrí el yoga. Mientras tomaba lecciones de respiración y conciencia corporal, pasó algo extraordinario. Inesperadamente, tuve más energía y claridad que nunca antes en mi vida. Mi digestión se fortaleció de repente. Adelgacé a ojos vistas, mi ansia de dulces desapareció, mi apetito se normalizó y tomé una conciencia completamente nueva de los alimentos y de su disfrute . . . todo esto como consecuencia de absorber más oxígeno al respirar y de prestar más atención. No adopté un sistema de autoflagelación, no me dediqué a ello obsesivamente y no luché contra los alimentos.

A medida que en mis consultas fui incorporando técnicas sencillas de respiración y conciencia del cuerpo basadas en el yoga, mis clientes comenzaron a experimentar logros en materia nutricional. Me maravillé al comprobar que los que tenían dolencias crónicas obtenían avances y alivio rápidamente. Muchos problemas digestivos desaparecieron en cuestión de días cuando los clientes aprendieron las técnicas de la alimentación sin estrés. Al fin lograron bajar de peso los que aceptaron lo sagrado, se pusieron en sintonía con la sabiduría de sus intestinos (los mensajes del sistema nervioso entérico) y se permitieron a sí mismos sentir más placer. Otros dijeron adiós a las adicciones y los excesos en cuanto a la comida, con lo que aumentaron sus niveles de energía y su agudeza mental y descubrieron una nueva relación con los alimentos.

En resumen, estas personas lograron más haciendo menos. Dejaron de luchar contra la comida y comenzaron a aceptarla. Se relajaron al comer y aumentaron así su metabolismo. Escogieron un sano placer en lugar del dolor. Trabajaron con los ritmos naturales en lugar de ir contra éstos. Dejaron de ser víctimas de los alimentos, de sus cuerpos y de las normas de otras personas y, en lugar de ello, asumieron la responsabilidad de hacer cambios sencillos pero profundos que potenciaron su metabolismo. Se sosegaron y confiaron en la vida.

He tenido la gran satisfacción de ser testigo de muchas transformaciones metabólicas en mi trabajo en Canyon Ranch y en el Centro Kripalu, con clientes empresariales y en talleres con miles de estudiantes. Sorprendentemente, estos cambios son bastante comunes y están al alcance de cualquiera.

## El sosiego da buen resultado

Sandy estuvo haciendo dietas durante seis años sin obtener resultados duraderos. Pasaba de un sistema a otro, pero siempre volvía a recuperar rápidamente todo el peso que perdía. Se quejaba de un constante reflujo gástrico (acidez estomacal) y de tener momentos en que comía excesivamente. Vivía en una batalla implacable con los alimentos, que le consumía una parte importante de su energía vital. Aunque sus médicos le habían indicado que gozaba de perfecta salud, Sandy estaba convencida de que su problema era un metabolismo perezoso. Estaba cansada de batallar con los alimentos y los ejercicios, pero no sabía hacia dónde mirar.

En menos de seis semanas de trabajo conmigo, Sandy bajó 15 libras y en cuatro meses ya había adelgazado un total de 45 libras al mismo tiempo que ingería más alimentos con grasa y hacía menos ejercicios. Su guerra con los alimentos había terminado, y al fin había obtenido lo que deseaba. A continuación explico lo que hicimos.

Comenzamos por centrarnos en la calidad. Cuando conocí a Sandy, su dieta consistía en muy pocos alimentos frescos o hechos en casa.

Consumía muchos productos edulcorados artificialmente y producidos en masa, con grasa de baja calidad. Apenas consumía ningún alimento de baja toxicidad y rico en nutrientes. Basándonos en las pautas que encontrará en el capítulo 2, mejoramos la calidad de la dieta de Sandy. Al hacerlo, comenzó a disminuir naturalmente la cantidad de alimentos que comía. Cuando el cuerpo no recibe la nutrición de calidad que desea, no siempre tiene un mecanismo suficientemente sofisticado para pedir alimentos de mejor calidad, sino que pide a gritos más cantidad.

Seguidamente, examinamos el ritmo. Sandy tenía la costumbre de no desayunar, almorzar muy poco y con premura, y servirse una gran cena después del trabajo alrededor de las ocho de la noche. Como Sandy, la mayoría de las personas no se dan cuenta de que el organismo metaboliza más eficazmente los alimentos al mediodía, específicamente cuando el sol se encuentra en su cenit. Las investigaciones demuestran que las calorías se queman mejor en el almuerzo. Tarde en la noche y temprano en la mañana son los momentos menos eficientes para metabolizar alimentos. Los luchadores de sumo no engordan comiendo toneladas de helado, sino que comen el mismo arroz, vegetales y sushi que sus compatriotas. La diferencia radica en que consumen estos alimentos en grandes cantidades y a horas avanzadas de la noche.

Sandy no se daba cuenta de que estaba siguiendo la dieta de los luchadores de sumo. Le recomendé que desayunara bien, que tomara un buen almuerzo y que comiera poco en la cena. Consumiría más calorías, pero las concentraría en la hora de mayor eficiencia metabólica. Al tomar más tiempo para comer, estaría literalmente mezclando más oxígeno con su comida, con lo cual lograría una mayor capacidad de quemar calorías y una digestión más robusta.

Luego, como la propia Sandy había dicho que ella era de comer rápido, le pedí que se relajara y respirara. Hay un fenómeno que los científicos llaman respuesta digestiva de la fase cefálica. Cefálica significa "de la cabeza". La respuesta digestiva de la fase cefálica es un término complicado para referirse a cómo el cuerpo experimenta el sabor, aroma, satisfacción, estimulo visual y placer en general de una comida.

Según el estudio de investigación que se analice, entre el 20 y el 80 por ciento de nuestra capacidad de quemar calorías, nuestra capacidad digestiva y nuestra asimilación de nutrientes específicos vienen directamente de la respuesta digestiva de la fase cefálica, o sea, la fase de la digestión que tiene lugar en la cabeza. Al comer con premura, Sandy reducía significativamente su metabolismo. Su forma atropellada de ingerir los alimentos obligaba a su cuerpo a reaccionar con estrés, con lo cual disminuían drásticamente su digestión y su capacidad de quemar calorías. Después de incorporar sencillos ejercicios de respiración profunda, el aumento de la oxigenación y de la circulación sanguínea en su sistema digestivo estimuló la eficiencia térmica, o sea, su capacidad de quemar calorías. La respiración y la relación también revirtieron su bloqueo digestivo inducido por el estrés, con lo cual desapareció por completo su reflujo gástrico crónico.

Después de estos resultados satisfactorios, le pedí a Sandy que hiciera algo que al principio parecía descabellado. Le sugerí que disfrutara la comida, que se permitiera a sí misma sentirse alimentada y que no se sintiera culpable, sin importar lo que comiera. Esto fue especialmente difícil para Sandy, pues ella había pasado gran parte de su vida adulta luchando contra la comida. Por primera vez, Sandy estaba considerando verdaderamente la posibilidad de no infligirse dolor, sino placer. Ciertamente, el placer es un potente metabolizador que hace aumentar la oxigenación y la circulación sanguínea y reduce la producción de cortisol e insulina, lo que ayuda a quemar grasas y desarrollar el tejido muscular. Además, hace que predomine el sistema nervioso parasimpático, el cual activa plenamente el metabolismo digestivo y la capacidad de quemar calorías.

Por último, abordamos el mayor problema de Sandy: el comer en exceso. Para sorpresa de ella, le expliqué que nunca había logrado dominar su problema de sobreingesta por una sencilla razón: el problema no existía en realidad. He podido comprobar que alrededor de nueve de cada diez personas que dicen comer en exceso en realidad tiene un problema distinto: que no comen cuando están comiendo. Debido a la deficiencia de un importantísimo metabolizador universal (la conciencia) muchos comemos como si estuviéramos dormidos. Al no percatarnos de lo que ingerimos, eludimos por completo el mecanismo de saciedad del cuerpo. El resultado es que seguimos teniendo hambre.

Como recordará de sus clases de biología en la secundaria, todo los organismos en el planeta (sean amebas, lagartos, leones o seres humanos) están programados para dos funciones en común: buscar el placer y evitar el dolor. Cuando comemos, estamos buscando el placer de los alimentos y evitando el dolor del hambre. Si no prestamos atención a los alimentos, el cerebro interpreta esta experiencia omitida como hambre y nos envía la señal de que comamos más. Creemos erradamente que nuestro problema es de falta de voluntad, cuando en realidad lo único que necesitamos es estar más presentes cuando comemos.

A Sandy le pareció sorprendente el resultado neto de su labor. Logró catalizar un cambio permanente en su peso y, por primera vez desde su adolescencia, se sintió estimulada por los alimentos. El hecho de sosegarse y de trabajar con la sabiduría del organismo le permitió aumentar su tasa metabólica.

¿Ya está comenzando a ver las posibilidades de sus propios logros metabólicos?

Cada uno de los ocho metabolizadores universales que enumeré más arriba se analiza en su propio capítulo en este libro. Cada capítulo representa una semana del programa de sosiego de ocho semanas. Cada capítulo comienza con reflexiones y resultados de investigaciones, y conclusiones que le ayudan a familiarizarse con los principios del estimulador metabólico de esa semana, y termina con medios y técnicas prácticos que le ayudarán a concentrarse en la aplicación de esos principios. Usted se sentirá como un cliente personal mío y experimentará beneficios inmediatos, duraderos y gratificantes.

El programa de sosiego de ocho semanas sienta las bases para que ocurra algo especial en su mundo metabólico. Porque, al darse a sí mismo la posibilidad de explorar su especial relación con los alimentos, deshacerse del miedo y de la culpabilidad y tratar a su cuerpo de forma digna y amorosa, también potenciará su metabolismo. La química del cuerpo humano es así de simple y de elegante. Haga que este programa le resulte entretenido, véalo como una oportunidad de explorar, interésese cada vez más en sus propios matices nutricionales y tendrá garantizado el éxito. Mantenga un diario y escriba en él sus actividades y reflexiones al final de cada día. Anote lo que comió y cómo se sintió después de ello. Anote sus apreciaciones, concéntrese en lo positivo y reconozca sus avances, independientemente de si han sido pasos pequeños o grandes saltos.

¿Está listo para deshacerse de los hábitos que no funcionan y hacer suyos los que sí funcionan? ¿Está preparado para abrirse a toda la gama de abundantes estimuladores metabólicos que pueden prender la llama del cuerpo y del alma? Debido a que la ciencia se ha limitado a una visión estrecha de lo que puede significar realmente la salud, nuestros expertos en actividad física se sienten satisfechos cuando hemos quemado suficientes calorías o alcanzado el ritmo cardiaco deseado. Nuestros gurúes de las dietas se sienten satisfechos cuando tomamos leche con suficiente vitamina D y jugos con suficiente vitamina C. Apenas nos hemos dado cuenta de que nuestra dieta colectiva ha sido deficiente en algunos nutrientes importantes que han existido desde hace tiempo, pero que de algún modo hemos pasado por alto: la "vitamina A" (amor), la "vitamina F" (felicidad) y la "vitamina E" (espíritu). No encontrará estos nutrientes esenciales enumerados en su caja de cereales, pero no se deje engañar por ello. Si algo nutre verdaderamente el alma, entonces literalmente nutre el cuerpo. Y estos nutrientes son el combustible del metabolismo.

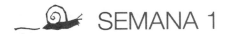 SEMANA 1

# El poder metabólico de la relajación

*Si el tiempo, tan efímero,*
*tiene que ser testigo de nuestra muerte,*
*colmémoslo de buena comida y buena plática,*
*y perfumémoslo luego de jovialidad.*

M. F. K. FISHER

Gandhi dijo una vez: "En la vida hay cosas más importantes que la premura". No parecería ser así, a juzgar por la manera en que muchos comemos. Comer bajo estrés no es sólo común, sino que es aceptable para la sociedad y muchas veces constituye un requisito previo para mantener un empleo, una familia o una vida. Una oficinista llamada Eva nos cuenta una situación muy típica.

"Siempre estoy recargada de trabajo, por lo que tengo que adaptar las comidas a mi horario laboral, lo que significa comer algún bocado sin apartarme de mi escritorio, cuando tenga la oportunidad. Normalmente hago dos comidas al día en la oficina, pero no son comidas verdaderas. Trabajo, tomo un bocado, atiendo el teléfono, tomo un bocado, escribo algo, tomo un bocado, voy de un lado a otro del trabajo, tomo un bocado. Sé que debo comer más despacio, pero mi horario nunca me lo permitiría."

Si usted es rápido y furioso al comer, es hora de cambiar de velocidad. Porque mientras más despacio coma, más rápido será su metabolismo.

¿Puede usted recordar las sensaciones de su cuerpo cuando come en un estado de ansiedad o estrés? La mayoría de las personas indican tener síntomas como acidez estomacal, cólicos o retortijones, gases, dolores digestivos, eructos y hambre intensa. Durante el estrés, el organismo asume automáticamente la respuesta clásica de luchar o huir. Esta función del sistema nervioso central evolucionó con el paso de millones de años hasta convertirse en un admirable mecanismo de seguridad que nos protege en situaciones de peligro para la vida: al hacer frente a un atacante, al experimentar desastres naturales, al evadir rápidamente a cualquier persona o cualquier cosa o al imponernos a ellos por la fuerza.

En los momentos en que se activa la respuesta de estrés, el ritmo cardiaco se acelera, la presión sanguínea aumenta, la respiración va más rápido, y se liberan en el sistema circulatorio las hormonas que ayudan a proporcionar energía inmediata, como la adrenalina, la noradrenalina y el cortisol. El flujo sanguíneo se desvía del centro del cuerpo hacia la cabeza para poder pensar con rapidez, y a los brazos y piernas para tener la energía necesaria a la hora de luchar o huir. Lo más importante es que el sistema digestivo se bloquea. Tiene todo el sentido del mundo que, si uno está tratando de mantener a raya a un gorila enojado, no debe desperdiciar energía en digerir el desayuno. Todas las funciones metabólicas del organismo tienen que ajustarse expresamente a la supervivencia.

Imagínese a sí mismo corriendo con toda prisa y ansiedad de su apartamento a su oficina mientras mordisquea una magdalena, o almorzando rápidamente mientras está abrumado por el trabajo y pensando en cualquier cosa menos en sus alimentos, o ingiriendo su almuerzo o cena mientras se siente enojado porque el universo no está cooperando con sus modestas exigencias. En esos momentos el cuerpo no tiene la menor idea de que lo que está experimentado no es cuestión de vida o muerte, pues está programado genéticamente para iniciar la respuesta de luchar o huir desde el mismo instante en que el cerebro perciba el estrés. Esto significa que, según la intensidad del estrés que usted esté experimentando, se van activando los distintos cambios fisiológicos que caracterizan la respuesta de luchar o huir, incluido cierto grado de bloqueo digestivo.

De modo que, si alguna vez usted ha comido en un estado de ansiedad y luego ha tenido la sensación de que la comida se le ha quedado paralizada en el estómago, eso es exactamente lo que está pasando. Los alimentos están esperando varios minutos y horas hasta que el cuerpo vuelva a su funcionamiento digestivo normal.

El famoso capitalista Malcolm Forbes afirmó una vez en defensa de las comidas rápidas que, "el hecho de que las comidas rápidas puedan obtenerse a toda prisa no significa que son chatarra". Quizás eso sea cierto. Pero lo que no reconoció en esa afirmación es que el simple hecho de ingerir un alimento con prisa no significa que el cuerpo lo asimilará más rápidamente. Uno puede consumir la comida más sana que haya en todo el sistema solar pero, si la ingiere en un estado de ansiedad, su digestión se verá drásticamente menoscabada, o sea, su estado de ánimo habrá afectado a sus alimentos. Se reduce el contenido de enzimas salivales en la boca, la descomposición de macromoléculas de proteínas, grasas y carbohidratos en el estómago se ve menoscabada, y la circulación sanguínea al intestino delgado se reduce hasta en cuatro veces, lo que se traduce en una menor asimilación de vitaminas, minerales y otros nutrientes. Por tanto, no sólo importa lo que comemos, sino el estado mental en que nos encontramos cuando comemos.

## La conexión entre el estrés y el metabolismo

La clave para entender el vínculo profundo entre el metabolismo y el estrés es el sistema nervioso central (SNC). La parte del SNC que ejerce la mayor influencia en la función gastrointestinal se denomina sistema nervioso autónomo (SNA). Este aspecto del sistema nervioso es responsable de hacer que el estómago eche a andar, que las secreciones enzimáticas comiencen a fluir en el proceso digestivo y que el proceso dinámico de absorción de nutrientes en el torrente sanguíneo se mantenga en movimiento. El SNA también le indica al organismo cuándo no debe estar en modalidad de digestión, por ejemplo, cuando no tenga ningún alimento en el estómago o cuando esté activada la respuesta de luchar o huir.

El SNA tiene dos subdivisiones que lo ayudan a cumplir su doble cometido de estimulación e inhibición del proceso digestivo: las ramas simpática y parasimpática. La rama simpática activa la respuesta del estrés y suprime la actividad digestiva. La rama parasimpática relaja el cuerpo y activa la digestión. Puede ser útil pensar en estas dos partes del sistema nervioso como interruptores de encendido y apagado.

| | | |
|---|---|---|
| Cuando el sistema nervioso parasimpático está activo | DIGESTIÓN "ENCENDIDA" | Respuesta de estrés desactivada: relajación |
| Cuando el sistema nervioso simpático está activo | DIGESTIÓN "APAGADA" | Respuesta de estrés activada: modalidad de luchar o huir |

Dicho en términos sencillos, la misma parte de nuestro cerebro que activa el estrés, desactiva la digestión. A la inversa, la parte del cerebro que activa la respuesta de relajación activa plenamente la capacidad de una sana digestión. Ingerir alimentos sanos es sólo la mitad de la ecuación de la buena nutrición. La otra mitad consiste en encontrarse en el estado ideal para digerir y asimilar alimentos.

Chen, un carismático experto de 46 años en medicina China, padecía de perennes trastornos digestivos a pesar de tener una magnífica salud en general y un vasto conocimiento de la sanación natural. Le pareció que quizás era hora de examinar su dieta y me pidió ayuda. Cuando le hice algunas preguntas básicas sobre sus hábitos alimenticios, quedé muy sorprendido con sus respuestas. Chen acostumbraba a pasar por McDonald's cuando se dirigía al trabajo y desayunaba dos Egg McMuffins en su carro mientras se abría paso entre el tráfico de la ciudad. A la hora de almuerzo, se daba un salto al mismo restaurante McDonald's y se comía dos Big Mac en el carro mientras regresaba a la oficina. Después del trabajo, se comía dos cuñas de pizza. Chen me confesó que quería sentirse mejor pero que no estaba dispuesto a cocinar, ni a llevar su almuerzo al trabajo, ni a comer vegetales, ni a dejar de ir a McDonald's. ¡Imagínese usted!

Le dije que me parecía que en realidad podía ayudarlo a pesar de las limitaciones imposibles que me estaba imponiendo. Ésta fue la sencilla estrategia que accedió a aplicar a regañadientes: tenía que estacionar el carro para comer sus hamburguesas Big Mac y tenía que dedicar veinte minutos a disfrutarlas de forma lenta y sensual. Tenía que hacer lo mismo con sus Egg McMuffins en el desayuno. Tenía que tomar tiempo para sosegarse con los alimentos y con la vida. Debía respirar profundamente antes, durante y después de sus comidas.

Dos semanas más tarde Chen me llamó emocionado con magníficas noticias. En primer lugar, sus síntomas digestivos habían desaparecido. Además, dijo: "No me creerá, pero en realidad *odio* las Big Mac. Llevo 15 años comiéndolas y no las soporto. ¿Alguna vez ha intentado saborear una Big Mac? No es posible. Hay que comerla rápido y ponerle mucho ketchup para matarle el sabor".

Chen no era de los que comen relajadamente. Tenía muchos pacientes que atender a lo largo del día y, aparentemente, muy poco tiempo para alimentarse. El sencillo acto de tomar tiempo para sosegarse y comer le permitió hacer que predominara el sistema simpático en lugar del parasimpático, y sus trastornos digestivos desaparecieron rápidamente. Cuando esto sucedió, la sabiduría de su cuerpo pudo al fin proporcionarle retroinformación sobre sus elecciones de alimentos, con lo que Chen pudo ulteriormente dejar de consumir hamburguesas Big Mac de forma natural y sin esfuerzo. No tuvo que usar su poder de voluntad para resistirse a un alimento favorito o hacer un esfuerzo mental para elegir mejor. Le bastó con tratar de saborear una Big Mac.

## La carga bioquímica del estrés[1]

Analice la información presentada en el cuadro siguiente para inspirarlo a probar las bondades de la alimentación sosegada, relajada y civilizada.

La respuesta de estrés incide favorable o desfavorablemente en los siguientes factores:

↓ **Absorción de nutrientes:** principalmente debido a una menor oxigenación y circulación sanguínea gastrointestinal; una menor producción de enzimas en el estómago, páncreas e hígado; y un menor flujo de bilis de la vesícula biliar.

↑ **Excreción de nutrientes:** pérdida de calcio, magnesio, potasio, zinc, cromo, selenio y otros microminerales a través de la orina.

↑ **Deficiencias de nutrientes:** particularmente vitamina C, vitamina B, hierro, zinc y selenio.

↑ **Colesterol en sangre:** el propio estrés hace que aumenten los niveles de colesterol LDL.

↑ **Triglicéridos séricos:** aumentan instantáneamente durante la respuesta de estrés.

↑ **Agregación de plaquetas en la sangre:** un importante factor de riesgo en las cardiopatías.

↑ **Retención de sal:** puede producir hipertensión arterial.

↑ **Cortisol:** vinculado con el aumento de peso, la obesidad abdominal y la incapacidad de bajar de peso o desarrollar los músculos. Su producción excesiva contribuye al envejecimiento prematuro del cuerpo.

↓ **Densidad de la flora intestinal:** el estrés destruye las bacterias intestinales beneficiosas. Esto puede dar lugar a problemas inmunológicos y de la piel, deficiencias de nutrientes y trastornos digestivos.

↓ **Suministro de oxígeno:** influye en todos los aspectos del metabolismo.

↓ **Eficiencia térmica:** su capacidad de quemar calorías se ve disminuida.

↑ **Producción de ácido clorhídrico:** aumenta las probabilidades de sufrir úlceras.

↓ **Hormona del crecimiento:** una importante hormona para el desarrollo, sanación y restablecimiento de tejidos corporales. Ayuda a quemar grasas y desarrollar los músculos.

↓ **Secreciones salivales:** menor capacidad de digestión de almidones y disminución de los factores inmunológicos orales.

↓ **Hormona tiroidea:** puede hacer que disminuya la actividad metabólica en todo el organismo.

↑ **Ritmo de deglución:** un rápido ritmo de deglución es un factor que aumenta las probabilidades de trastornos digestivos.

↓ **Tiempo de evacuación intestinal:** puede dar lugar a diarreas y a que macropartículas de alimentos entren prematuramente en el intestino delgado; éste es uno de los factores que pueden contribuir a las alergias y sensibilidades a alimentos y a distintas enfermedades.

↑ **Tiempo de evacuación intestinal:** puede dar lugar a estreñimiento. También es un factor de riesgo en las enfermedades del colon.

↑ **Alergias y sensibilidades a alimentos:** hay abundantes pruebas anecdóticas; se deben probablemente a una disminución de la inmunidad y a problemas de permeabilidad intestinal.

↑ **Funcionamiento errático del esfínter del esófago inferior:** el esfínter del esófago inferior se abre cuando no debe, lo cual ocasiona reflujo gástrico (también conocido como acidez estomacal).

↑ **Resistencia a la insulina:** el estrés crónico de bajo nivel puede hacer que las células afectadas no respondan a la insulina, factor que contribuye a la diabetes, el aumento de peso, las cardiopatías y el envejecimiento.

↓ **Eicosanoides:** en este importante grupo de hormonas controladoras están comprendidas las prostaglandinas, los tromboxanos y los leucotrienos. Influyen en el nivel de energía y en numerosas funciones metabólicas.

↑ **Riesgo de osteoporosis:** se ha demostrado que la densidad ósea disminuye en las mujeres estresadas y deprimidas. El estrés hace que aumente la excreción en la orina de calcio, magnesio y boro.

↑ **Estrés oxidativo:** provoca envejecimiento prematuro. Es un precursor de numerosas enfermedades.

↓ **Masa muscular:** implica una mayor acumulación de tejido adiposo y un metabolismo más lento.

↓ **Hormonas sexuales:** puede implicar la reducción de la libido o apetito sexual, de la energía y de la masa muscular.

↑ **Inflamación:** ésta es la base de muchas dolencias importantes, con inclusión de las enfermedades cerebrales y cardiacas.

↓ **Mitocondrias:** éstas son las encargadas de producir energía en las células. Cuando disminuye el número total de estos minúsculos orgánulos celulares, producimos literalmente menos energía. Puede dar lugar a la fatiga crónica.

↓ **Función renal:** implica una mayor toxicidad, desequilibrio electrolítico, retención de agua, cardiopatías.

¿Está comenzando a entender el poder metabólico de la relajación? ¿Se da cuenta de cómo el hecho de ingerir sus alimentos en el estado natural y necesario de predominación del sistema parasimpático puede dar excelentes resultados con los alimentos y el metabolismo?

## Lecciones de los franceses

Uno de los ejemplos más fascinantes que conozco, y que ilustra la profunda diferencia entre el comer relajado y el comer a prisa, viene de la cultura europea. ¿Alguna vez ha estado en Francia? ¿Sabe usted cómo hacen los franceses cuando se trata de comer? Ante esta pregunta, la mayoría de las personas familiarizadas con esa cultura señalan que los franceses se toman varias horas para el almuerzo, beben buenas cantidades de vino tinto con sus comidas, comen mucho queso y alimentos ricos en grasas, normalmente se sirven porciones pequeñas, su comida del mediodía es la más grande del día, son fanáticos en cuanto a usar alimentos frescos e ingredientes de alta calidad, no hacen tantos ejercicios como los norteamericanos, fuman mucho, son más delgados y toman la cena y celebran sus comidas, en lugar de comer y salir corriendo. Hasta hace poco, los franceses no tenían siquiera un término para referirse a las "comidas rápidas".

Comparemos esto con los norteamericanos, que suelen dedicar apenas minutos al desayuno y almuerzo en lugar de una hora o más, que consumen su comida más grande del día en la cena en lugar de hacerlo en el almuerzo; que, en general, no toman vino con las comidas, ni insisten en ingredientes de alta calidad ni hacen que cada comida sea una celebración cultural digna de recordar. Además, los norteamericanos se sirven porciones más grandes, tienen una mayor tendencia a hacer ejercicios y sus cuerpos son más voluminosos.

Hace varios años, unos investigadores comenzaron a comparar la salud en Estados Unidos y en Francia y los resultados que obtuvieron fueron muy sorprendentes. Descubrieron que los franceses consumen un porcentaje per cápita de grasa dietética mucho mayor que el que consumen los estadounidenses. Cada hombre y cada mujer franceses comen muchos más alimentos con grasa a lo largo del año. Esto debería significar que tienen niveles más altos de colesterol en la sangre y una tasa mayor de enfermedades del corazón, pero resulta ser que estas tasas en el caso de los franceses son significativamente más bajas que las de los estadounidenses. Para la comunidad científica, esta revelación fue tan estremecedora como lo sería la de la llegada de un OVNI, porque se supone que las enfermedades del corazón y el colesterol en sangre aumenten a medida que las personas consumen más grasa, no a la inversa.

Nuestras mejores mentes en el campo de la medicina se abocaron a tratar de resolver este dilema y examinaron la mayor cantidad de explicaciones posibles. Los científicos razonaron que debía haber un ingrediente misterioso en la dieta francesa que les daba a ellos su ventaja de salud. Supusieron que sería el vino tinto. Entonces aislaron los componentes químicos activos del vino tinto: los polifenoles. Éste sería el supuesto factor X que tenía un efecto protector del corazón en los franceses.

Días después, en la primera plana de los principales diarios de todo el país se nos dijo "Tomemos más vino". Por supuesto, esto ocasionó un gran revuelo porque se contradecía con muchos otros estudios que nos indicaban que el alcohol mata las células cerebrales, suprime el sistema inmunológico, daña el hígado, produce mutaciones en los fetos y, por si eso fuera poco, causa estragos en la sociedad debido a la ebriedad y la adicción. ¿A quién creer?

Nuestra solución a esta controversia consistió en aislar los polifenoles del vino, comprimirlos en cápsulas, embotellarlos y venderlos en tiendas naturistas de todo el país. Resuelto el problema, ya los investigadores podían dormir tranquilos al saber que las pequeñas píldoras con polifenoles del vino tinto eran lo único que separaba a los norteamericanos de los franceses, con sus buenos índices de salud cardiaca.

Pero miremos el fenómeno más de cerca. Ninguno de los investigadores que se dedicaron a este proyecto tuvieron realmente en cuenta la imagen de conjunto. Ante todo, cuando los franceses comen, casi siempre lo hacen con la predominación del sistema parasimpático (el estado fisiológico de relajación y máxima función digestiva). Incluso si están estresados, el hecho de tomarse una buena cantidad de tiempo para consumir su comida, saborearla y socializar con sus compatriotas probablemente los ayuda a relajarse. Y si con eso no calman sus tensiones, seguramente lo logran con el vino tinto.

Si bien la cultura de las comidas rápidas se está estableciendo gradualmente entre ellos, los franceses (y otros europeos) en general no tienen la costumbre de usar el almuerzo para reuniones de trabajo como se hace en Estados Unidos. El contexto en que ellos comen no es el del negocio, sino el del placer. Como cultura, atribuyen un alto valor no sólo a los alimentos, sino a la nutrición. No consideran que comer es una molesta exigencia biológica que hay que satisfacer rápidamente para poder seguir adelante. Toman tiempo durante el día para relajar, celebrar y reconocer la honda necesidad humana de cenar. Lo que mantiene bajo control sus niveles de colesterol y enfermedades del corazón no son los polifenoles del vino tinto, sino su sistema nervioso parasimpático. Es el óptimo estado de digestión y asimilación en el que casi siempre comen como parte de su actitud mental.

---

comer estresado = predominación del sistema simpático = bloqueo digestivo

comer relajado = predominación del sistema parasimpático = digestión plena

---

He aquí una última lección de los franceses. Una geóloga estadounidense conocida mía fue enviada a Francia para supervisar un proyecto de excavación de tres semanas en el campo. Dado que el tiempo previsto para completar la tarea era muy escaso, la geóloga se frustraba rápidamente cuando cada día al mediodía los integrantes de su cuadrilla francesa desaparecían en el pueblo durante dos horas y media para almorzar. Después de una semana, la geóloga explicó a los hombres que la empresa les había dado un plazo muy apretado y que debían tomar su almuerzo en el lugar de trabajo. Debatieron esto entre ellos y accedieron de buena gana.

Al día siguiente, los miembros de la cuadrilla trajeron un misterioso camión que pasó la mañana inmóvil en el estacionamiento. Cuando llegó la hora del almuerzo, abrieron el camión y sacaron mesas, manteles, cubiertos, vajilla, flores, una cocina portátil y un espléndido aprovisionamiento de víveres. Comieron durante dos horas y media entre rocas y escombros, disfrutaron su vino y les pareció que habían cumplido muy bien la petición de su jefa norteamericana de que comieran en el trabajo.

## Relájese y queme calorías

¿Alguna vez ha tenido la experiencia de irse de vacaciones, comer mucho más de lo normal, y aún así bajar de peso? Alrededor de una de cada cinco personas a quienes he encuestado respondieron afirmativamente esta pregunta. Otros dijeron que consumieron una cantidad mucho mayor de alimentos pero aún así mantuvieron el mismo peso. Según el antiguo paradigma de la nutrición esto es, cuando menos, imposible (o de lo contrario, se trata de un milagro). Sin embargo, con nuestra nueva comprensión de la digestión y el metabolismo, la razón de esta pérdida de peso es fácil de entender. Mientras estamos de vacaciones muchos hacemos algo muy insólito para nosotros: nos relajamos. Pasamos de la predominación crónica del sistema simpático al estado parasimpático. Nuestra actitud mental hace cambiar nuestro metabolismo en un grado tal que podemos comer más y, aún así, bajar de peso.

Yvonne, estudiante de postgrado, me contó lo siguiente: "Fui a

Italia durante un semestre y realmente no me controlé en absoluto con la comida. Olvidé mi dieta y viví la buena vida. Comí pan, queso, postres, gelato, todo tipo de alimentos cremosos y montones de pasta. A mí misma me costaba creerlo, pero bajé ocho libras mientras estuve allá".

Arthur, contratista de profesión, dijo esto: "Fui a pasar un par de semanas en un centro turístico en Jamaica. Estaba agotado después de un proyecto de trabajo y necesitaba un descanso. Comí mucho, bebí mucho, dormí en la playa, y creo que una sola vez salí a caminar. Mi esposa todavía cuenta cómo fue que bajé siete libras con la 'dieta del hedonista'".

Una señora llamada Ella trabaja en un velero la mitad del año en Nantucket y la otra mitad en las Islas Vírgenes. Se percató de que cada vez que llegaba a las Islas Vírgenes bajaba unas 15 libras en cuestión de un mes, sin ningún cambio en su dieta y sin hacer ejercicios. ¿Adivina usted en qué consistía la diferencia? No sólo le gustaba más estar en las Islas Vírgenes que en Nantucket, sino que se dio cuenta también de que se sentía más atractiva en las islas. "Los hombres nacidos en las Islas Vírgenes no se fijan en lo que una pesa. En realidad prefieren a las mujeres voluminosas. En Nantucket los hombres no se fijan mucho en mí. Cuando llego a las islas, los hombres me ven muy atractiva. Allí nunca me preocupo por las calorías; como lo que me apetezca y lo disfruto. Soy una persona completamente distinta y mi metabolismo cambia por completo".

No se trata, por supuesto, de comer absolutamente todo lo que uno desee ni de tomar más vacaciones en las Islas Vírgenes. Se trata de que muchos de nosotros debemos actuar con más libertad y vivir la vida, porque nos relajaremos más y metabolizaremos mejor.

La conexión documentada científicamente entre el aumento de peso y el estrés es muy convincente. Numerosos estudios clínicos han demostrado que las afecciones en las que se produce un alto volumen de cortisol están estrechamente vinculadas con la acumulación de grasas.[2] Eso se debe a que una de las funciones químicas del cortisol es enviar al cuerpo la señal de acumular grasa y no desarrollar el tejido muscular.

Recordemos que el cortisol es la hormona principal que se libera en cantidades importantes durante situaciones de estrés agudo y crónico. Las

## El regalo del tiempo

Durante la semana 1, puede ayudarse a sí mismo a sosegarse y relajarse y, por lo tanto, aumentar su metabolismo nutricional con este simple ejercicio: Comprométase a darse a sí mismo el regalo de más tiempo en cada comida. Dése cuenta de que el mundo puede esperar mientras usted se toma unos minutos más con su comida y recupera su derecho a almorzar.

- Si toma el desayuno en cinco minutos, haga que sean 10 minutos. Si normalmente toma 10 minutos, auméntelos a 15 ó 20.

- Dése a sí mismo al menos 30 minutos para el almuerzo y la cena. Trate de ver si puede aumentarlo a una hora.

- Reorganice sus horarios en la casa y en el trabajo lo mejor que pueda para darse más tiempo a sí mismo. Piense seriamente en cómo encontrar estos momentos extras.

- En la medida de sus posibilidades, haga que sus familiares, compañeros de trabajo y jefes también busquen más tiempo y relajación con las comidas. Búsquese un "compañero en la dieta del sosiego" para que se ayuden uno a otro.

- Coma solamente sentado. No responda al teléfono celular ni al de la casa ni al del trabajo, ni al buscapersonas, ni al correo electrónico, y no haga ningún tipo de trabajo mientras come.

ratas y monos sometidos a estrés en experimentos muestran inicialmente elevados niveles de cortisol, seguidos del aumento de peso. Esto ocurre a pesar de que ingieren cantidades normales de comida. Ciertamente, muchas personas se quejan de que, aunque están siguiendo una dieta baja en calorías y haciendo más ejercicios, siguen sin poder adelgazar. El estrés es el motivo en la mayoría de los casos. Esto se aplica especialmente a los que experimentan el aumento de peso en torno a su abdomen, pues la producción excesiva de cortisol tiene el extraño efecto de engordar el vientre.

De modo que, si usted es de las personas que creen estar haciendo todo lo correcto para bajar de peso pero no logran salir del mismo estancamiento, pregúntese a sí mismo sobre el estrés. ¿Lleva una vida apresurada? ¿Come a la velocidad de la luz? ¿Su empleo exige que usted viva en un estado de luchar o huir? Si es así, no importa cuánto se esfuerce en contar las calorías o en ejercitarse en la máquina de correr, pues no obtendrá el resultado que desea. Lo que debe hacer es de la mayor dificultad posible: Relájese. Deje de producir tanto cortisol. Respire hondo para darse vida, tenga un poco más de paz y dé a sus calorías la oportunidad de quemarse.

El estrés crónico también puede hacer que aumente la producción de insulina, otra hormona estrechamente vinculada con el aumento de peso. El páncreas produce insulina cada vez que hay un rápido aumento de la glucosa en la sangre. Una de las maneras en que la insulina reduce la glucosa en la sangre es al enviar al cuerpo la señal de que almacene agresivamente como grasa los carbohidratos consumidos en exceso. La insulina también envía al organismo la señal de que no libere la grasa almacenada. El estrés crónico y la producción de insulina vinculada con él son especialmente problemáticos en una afección conocida como resistencia a la insulina, en la que los niveles de glucosa en sangre se mantienen elevados aunque aumente la producción de insulina, debido a que las células sobre las que debe actuar esta hormona dejan de responder a ella. Si unimos a esto las típicas meriendas ricas en carbohidratos que consumimos cuando nos sentimos ansiosos y con carencia de amor, allanamos el camino para un rápido y fácil aumento de peso. Por lo tanto, cuando se trata de perder peso, tan importante es relajarnos y contar nuestras bendiciones como contar nuestras calorías.

Imagínese a usted mismo preocupándose por su peso, siguiendo una dieta forzada y fláccida y convencido de que no merecería existir si no pudiera reducir su cuerpo a unas dimensiones perfectas. Estos mensajes que se perpetúan a sí mismos lo someterán literalmente a un estado de estrés crónico de bajo nivel. Aunque esté haciendo dieta y consumiendo menos calorías, estará produciendo más cortisol e insulina, que mandan a su cuerpo la señal de aumentar de peso. En términos médicos, el estrés crónico hace que disminuya la eficiencia térmica, o sea, su capacidad de quemar calorías y metabolizar las grasa almacenada.

En resumen:

**Preocuparse por la acumulación de grasa hace que ésta aumente. La ansiedad sobre la pérdida de peso hace que su cuerpo acumule grasa y la retenga.**

Muchas personas se valen de la ansiedad y el estrés para motivarse a sí mismas a bajar de peso. Por ejemplo: "No iré a la fiesta si antes no logro bajar ocho libras", o "Sólo me veré bien cuando baje de peso". Este estrés autoimpuesto parece darnos energías porque estimula la producción de adrenalina y noradrenalina, hormonas que contribuyen al estado de alerta. No obstante, con el paso del tiempo, estas hormonas relaciona-das con el reflejo de luchar o huir pueden menoscabar el metabolismo.

Aunque son muchos los ejemplos extraordinarios que he visto a través de los años, todavía me parece mágico cuando las personas me cuentan sus experiencias de cómo la relajación les transformó sus cuerpos. Terry, maestra de 55 años de edad, bajó nueve libras en cuatro semanas sin cam-biar nada en su dieta. Simplemente decidió dejar de preocuparse por cada cosa que comía. Jody, escritora de 31 años, bajó cinco libras en una semana (las mismas "últimas cinco libras" que llevaba años tratando de perder) cuando al fin se decidió a dejar de obsesionarse por cinco libritas. Esther, de 48 años, llevaba mucho tiempo haciendo dieta y nunca había logrado bajar ni una libra. Después de varios meses con la dieta de "no ponerse a dieta", sin ningún sentido de culpabilidad y sin imponerse normas, siguió sin perder peso, pero al menos perdió la sensación de culpabilidad, el miedo y la infelicidad dietética.

En conclusión: no tiene porque preocuparse más ni castigarse con las comidas. Es completamente contraproducente estresarse en relación con la pérdida de peso, pues el mismo estrés hace que uno aumente de peso.

## Relájese y desarrolle el tejido óseo

Todos sabemos que los suplementos de calcio pueden ayudar a desarrollar el tejido óseo pero, ¿ha oído hablar de lo beneficiosa que es para los huesos la paz interior? Las investigaciones han demostrado un efecto inequívoco del estrés sobre la densidad ósea. Los ratones obligados a vivir durante tres semanas en jaulas abarrotadas mostraban una importante desmineralización de los huesos: pérdida de calcio, fósforo, magnesio y hierro.[3] (Tomen nota, citadinos.) También mostraban pérdidas importantes de concentración de microminerales vinculados con la salud ósea: cinc, boro, cromo y cobalto.

Los glucocorticoides, una clase de hormonas relacionadas con el estrés entre las que se encuentra el cortisol, son en gran medida responsables de los efectos debilitantes que el estrés tiene sobre los huesos. De hecho, estas hormonas bloquean la asimilación del calcio en los intestinos y limitan rigurosamente la cantidad de calcio disponible para el crecimiento óseo. La secreción excesiva de glucocorticoides debido, por ejemplo, al estrés crónico, produce pérdida de calcio en la orina, interfiere en el crecimiento y división de las células precursoras especializadas en los extremos de los huesos, e incluso hace que aumente el ritmo de descomposición del tejido óseo. Estos efectos de destrucción de los huesos producidos por el estrés se han observado con gran claridad en experimentos realizados con monas sometidas diariamente a estrés. Lo mismo se puede apreciar en personas que padecen del síndrome de Cushing (un trastorno consistente en la hipersecreción de cortisol) y en pacientes que reciben grandes dosis de glucocorticoides como tratamiento contra alguna enfermedad.

De modo que, si usted piensa que lo único que necesita para evitar que los huesos le salgan malos es tomar un suplemento de calcio, piense otra vez. En Estados Unidos se registra una de las más elevadas tasas de consumo de calcio en el mundo y, aún así, también se registra una de las más elevadas tasas de osteoporosis. Algo debe estar mal. La ecuación más satisfactoria para mantener la densidad ósea no pasa por un mayor consumo de calcio. Pasa por una menor excreción de calcio. Literalmente perdemos calcio en la orina apenas a unos minutos de sentir estrés. Es el mismo calcio que unos momentos antes estaba en los huesos. En un estudio realizado por los Institutos Nacionales de Salud y publicado en la *New England Journal of Medicine* [Revista de Medicina de Nueva Inglaterra] se confirmó que la depresión pasada o actual en las mujeres está estrechamente vinculada con la pérdida ósea. Las mujeres deprimidas tenían índices de densidad ósea hasta un 13 por ciento inferiores a los de mujeres no deprimidas. Este estudio demostró concluyentemente que la salud ósea y la salud mental van de la mano.[4]

Conviene señalar que el estrés no es el único factor que nos hace excretar calcio en la orina. Otros factores que contribuyen a la excreción de calcio comprenden la cafeína, el alcohol, la contaminación del aire, el humo del cigarrillo, el exceso de azúcar, el exceso de proteínas de origen animal y el ácido fosfórico (que se encuentra en muchos refrescos carbonatados con cola).[5] Si unimos todos estos factores y los añadimos al estilo de vida del oficinista típico, encontraremos que cada vez que vamos al baño estamos expulsando un mineral precioso a un ritmo alarmante. Si usted es de los que ha recibido miles de veces el mensaje de "consumir más calcio", es hora de fijarse en la imagen de conjunto.

Una mujer que asistió a uno de mis talleres se me acercó luego, deseosa de contarme su historia. A pesar de toda una vida de ejercicios, una dieta sana con alto contenido de calcio y ningún antecedente familiar de osteoporosis, Arlene había sido diagnosticada recientemente de esa enfermedad a los 42 años de edad. Sus médicos estaban perplejos y ella se sintió devastada por el diagnóstico, porque no tenía sentido. Tras oírme hablar de la conexión entre estrés y la pérdida ósea, Arlene tuvo una revelación personal. Su trabajo la había enfermado. Llevaba más de dieciséis años ocupando un exigente y estresante puesto relacionado con publicaciones, y esto le había consumido la mayor parte de su vida. Por primera vez se dio cuenta de que podía cambiar a un trabajo más satisfactorio, un cambio que sería tan importante como tomar su medicamento.

Fiel a su palabra, Arlene pronto abandonó su empleo en la casa editorial donde había trabajado la mayor parte de su carrera. Encontró una revista que le ofrecía un entorno laboral más cuerdo, un horario más propicio a la salud y un tiempo razonable para el almuerzo. No es que estuviera libre de estrés en su nuevo trabajo, pero sí consiguió establecer relaciones más positivas con sus compañeros de trabajo y algunos momentos preciosos de relajación durante el día. Cuando volvimos a hablar un año después, Arlene me contó lo siguiente.

"Siempre acepté una vida laboral de gran estrés porque creía que no había otra opción. Llegó un momento en que eso me parecía normal. Durante muchos años fui fanática de las dietas y el ejercicio, pero ahora me doy cuenta de que comía bajo estrés crónico y sé que pagué un precio por ello . . . Ahora, por primera vez en mi vida, estoy feliz en el trabajo y me aseguro de comer cuando estoy relajada . . . La prueba de que todo está dando resultado es que he logrado revertir mi osteoporosis después de probar sin éxito varios métodos. Sé que no se trata solamente del calcio. Se trata de mí". Desde que Arlene pudo decir "¡eureka!" en cuanto a la relación entre el estrés y la osteoporosis, hizo algo que antes no hacía suficientemente: se puso en sintonía con la sabiduría de su cuerpo y escuchó a su inteligencia interna. Se dio a sí misma el lujo de considerar que tenía voz y voto en el mundo que ella misma había creado.

¿Se da cuenta de los increíbles cambios metabólicos que podemos lograr si nos damos a nosotros mismos la potestad de influir en todas las elecciones que hacemos en la vida, sean grandes o pequeñas? ¿Entiende cómo es que la salud ósea no sólo depende del calcio que ingiere en sus alimentos, sino de los sentimientos que lleva en su corazón y los pensamientos que lleva en su cabeza? A los huesos no les basta con la nutrición. Necesitan sustento.

Está claro que el estrés es parte normal de la vida y que tiene una función saludable. No obstante, la respuesta fisiológica de estrés fue concebida para funcionar durante unos minutos cada vez, y sólo en situaciones de amenaza a la vida. De hecho, en los primeros minutos de una plena respuesta de estrés, nuestro metabolismo alcanza su máxima eficiencia. Cuando la respuesta se prolonga, día tras día, es cuando este mismo medio de supervivencia que se supone que nos salve, comienza a demolernos poco a poco.

## Semana 1: Su tarea principal

¿Se describiría a sí mismo como una persona que come rápidamente, moderadamente, o lentamente? Si respondió "lentamente", lo felicito. Si no, ésta es su tarea primaria para la semana 1 y mucho más allá: transfórmese en una persona que come lentamente. Cada vez que coma con otras personas, compita en secreto consigo mismo: ¡usted gana si es el último en terminar de comer!

La semana 1 es su oportunidad de graduarse del hábito de comer rápido y elevar su cuerpo, durante las comidas, a la predominación del sistema parasimpático, o sea, el estado óptimo de digestión, asimilación y consumo de calorías. Es hora de grabar de forma indeleble en su conciencia que ha dejado atrás la época de las comidas rápidas y ha entrado en la época de la "comidas lentas". Es su nuevo estilo de vida. Si usted ha probado con distintas dietas y sistemas nutricionales pero no ha logrado mantenerse satisfactoriamente dentro de un mismo método, entonces es hora de cambiar de estrategia. Prioricemos lo que hay que priorizar. En lugar de centrarnos en *qué* comer, es hora de tener claro *cómo* comer.

### Ejercicio: Inventario del estilo de vida

Durante la semana 1 de la Dieta del Sosiego, tome los mismos alimentos de siempre. Pero ahora relájese y sosiéguese como nunca antes lo ha hecho. Olvide la necesidad de saber "qué alimentos son beneficiosos". Examinaremos más de cerca ese tema en las semanas 2 y 3.

Por el momento, búsquese un buen diario donde pueda anotar los ejercicios y actividades que le indicaré a lo largo de este libro. Luego, dedique un momento a examinar sus propios estilos de alimentación, con estrés o sin él, para lo cual le ruego que responda a las preguntas siguientes:

- ¿Tiende a comer más cuando siente ansiedad? ¿O come menos en esos momentos? ¿O a veces come más y otras veces come menos, según la situación?
- ¿Qué tipos de circunstancias le inducen a comer de esa manera: una determinada hora del día, cierto lugar, días específicos de la semana? ¿El hecho de que usted coma con ansiedad está relacionado con el trabajo o con la familia?
- ¿Aproximadamente con qué frecuencia come bajo estrés? ¿Puede expresar esto como porcentaje del tiempo total que dedica a las comidas? (Por ejemplo, algunas personas comen bajo estrés sólo el 5 por ciento del tiempo, otros, el 85 por ciento del tiempo.)
- ¿Usted tiende a consumir ciertos alimentos cuando se siente estresado? De ser así, anote cuáles son esos alimentos. ¿Cuáles son los que come más a menudo?
- Después de comer bajo estrés, ¿siente llenura o siente hambre? ¿Ha notado algún síntoma físico común en esos momentos o con posterioridad a ellos?
- ¿Cuánto tiempo dedica a alimentarse durante episodios de comer bajo estrés? ¿Saborea su comida? ¿La mastica varias veces o la engulle con prisa?

Ahora piense en las oportunidades en que ha comido relajado, disfrutando la ocasión y los alimentos, quizás en buena compañía, cuando se ha sentido satisfecho una vez que ha terminado la comida. ¿Cuán a menudo le sucede esto? ¿En qué porcentaje del tiempo? ¿Toma algún alimento en particular durante comidas relajadas? ¿Cuánto tiempo le dedica a esto? ¿Dónde come estas comidas? ¿Con quién? ¿Cuándo? ¿Cómo se siente después de una comida libre de estrés? ¿Qué sensaciones siente?

La vitamina T ("tiempo" para las comidas) es un requisito fundamental de la nutrición, que se echa de menos en las dietas de muchos de nosotros en el mundo "civilizado". Al dedicar más tiempo a sus comidas, uno puede elevarse de la categoría de mamífero que se alimenta a un ser humano que come. El resultado es que se nutrirá con los alimentos en lugar de engullir caóticamente los nutrientes en su tracto digestivo. Al hacer esto, se potenciará al máximo su metabolismo.

Incluso si siente que no le alcanza el tiempo, lo bueno es que hace falta menos de un minuto para liberar el cuerpo de estrés y pasar al máximo nivel de metabolismo nutricional. Afortunadamente, no tendrá que vender su casa y mudarse a Francia para lograr esto. Es posible comer sin estrés en cualquier lugar y momento y cosechar el fruto de sus esfuerzos casi instantáneamente.

**El camino real para atajar la respuesta de estrés y comer de forma relajada y sosegada pasa por la respiración consciente.**

Le explico por qué.

A cada estado emocional corresponden una frecuencia de ondas cerebrales y un patrón de respiración. Imagínese que va conduciendo su auto por una intersección y de repente tiene que dar un frenazo porque alguien ha cruzado con la luz roja. Si en medio de esa experiencia cercana a la muerte usted pudiera fijarse en su forma de respirar, se daría cuenta de que está aguantando la respiración. Piense en esto. El patrón de respiración del estrés y la ansiedad es superficial, arrítmico e infrecuente. Una vez que se da cuenta de que pudo evitar un accidente y que ha salvado la vida, probablemente espirará con un profundo suspiro. La inteligencia automática del cuerpo nos hace respirar hondo automáticamente en el instante en que se percata de que ha quedado atrás la circunstancia que ponía en peligro nuestras vidas.

Cuando nos encontramos en un estado de estrés, si adoptamos conscientemente el patrón de respiración profundo y rítmico característico del estado relajado, engañamos al sistema nervioso central. El cerebro piensa algo por el estilo de: "¡Ey, creía que estaba hecho un manojo de nervios, pero la respiración está relajada, así que seguramente estoy relajado!" Se envía una señal desde la corteza central del cerebro (el centro del pensamiento), a los nervios de la médula espinal y de ahí a distintos órganos del cuerpo. También entra a funcionar el sistema endocrino para desactivar la respuesta de estrés. El resultado es un cambio de un estado de baja actividad digestiva a la plena fuerza digestiva.

He observado a muchas personas curar o reducir marcadamente los síntomas del síndrome de intestino irritable, acidez, estreñimiento, trastornos gástricos crónicos, fatiga después de las comidas y un montón de malestares digestivos mediante el uso habitual de las dos sencillas técnicas de respiración que se exponen a continuación.

## Ejercicio: Esté presente y respire

En cada comida o merienda, y en cualquier momento en que vaya a llevar comida a su boca, pregúntese: "¿Estoy a punto de comer bajo estrés? ¿Tengo la mente acelerada?" Si la respuesta es afirmativa, haga una pausa. Luego respire diez veces en forma prolongada, lenta y profunda. Idealmente, su ejercicio de respiración profunda seguirá esta secuencia:

Siéntese en una posición cómoda con el espinazo recto y los pies completamente apoyados en el suelo.

Puede mantener los ojos abiertos o cerrados.

Aspire profundamente, llenando sus pulmones hasta aproximadamente dos tercios de su capacidad.

Aguante la respiración durante varios segundos.

Espire por completo.

Repita este ciclo diez veces.

Esta sencilla práctica puede servir para atajar la respuesta de estrés en apenas un minuto, según cuán intenso sea su reflejo de luchar o huir. Usted podrá usar esta técnica incluso si se encuentra en una situación en la que respirar no es aceptable para quienes le rodean, por ejemplo, en un almuerzo de trabajo con personas tozudas que no saben apreciar el oxígeno. Simplemente manténgase centrado en su respiración mientras sigue mirando a los demás comensales y escuchando la conversación. Pensarán que les está prestando gran atención, pero lo que usted estará haciendo secretamente es estimular la predominación del sistema parasimpático. Es de veras estimulante.

Al aguantar la respiración durante varios segundos, los cuerpos carotídeos, diminutas masas de tejido nervioso que contienen receptores químicos especializados y están situadas a lo largo de las arterias carótidas, interpretan esto erróneamente como un aumento de la presión sanguínea. Los cuerpos carotídeos envían entonces a los vasos sanguíneos la señal de dilatarse, lo cual provoca un descenso global de la presión sanguínea y, en consecuencia, hace que disminuya la respuesta de estrés.

Al aspirar hasta solamente dos tercios de la capacidad pulmonar, uno consigue evitar que la presión sanguínea aumente debido al mero esfuerzo de hacer que los pulmones se dilaten al máximo. Al espirar con más fuerza que la utilizada en la aspiración, uno contribuye a hacer que el aire agotado viciado salga de los pulmones. También se ha demostrado que la respiración lenta y profunda hace que aumente la liberación de endorfinas en el cuerpo, lo que produce una sensación de relajación y bienestar.

En el nivel básico de la respiración profunda es preferible aspirar y espirar a través de la nariz. El aire que entra a través de los pasajes nasales se calienta rápidamente hasta alcanzar la temperatura del cuerpo porque los pulmones funcionan de forma más eficiente con aire caliente. Usted mismo puede comprobar esto muy fácilmente si sale a la intemperie en un frío día de invierno y respira por la boca: el aire frío hace que los pulmones se pongan tensos. La respiración nasal también tiene un potente efecto en el sistema nervioso central porque los receptores nerviosos de la nariz van directamente al cerebro. Si está congestionado debido a la sinusitis y esto le dificulta la respiración nasal, puede entonces respirar suficientemente bien por la boca.

Una útil variación de esta técnica consiste en ponerse una mano sobre el abdomen, o incluso las dos manos, una por encima de la otra. Esto quizás le ayude a centrarse más claramente en sus intestinos y relajarse más profundamente.

Muchas personas hablan de quemar calorías, pero pocas se dan cuenta de que una caloría no es más que la unidad de medida del calor que se libera cuando algo se quema. Para determinar el valor calórico de un alimento, los científicos especializados lo colocan en un aparato especial que en esencia lo incinera y mide el calor expedido. Por eso no es de sorprender que casi todo tenga un valor calórico mensurable. Una galleta de la fortuna contiene aproximadamente 30 calorías. La página que está leyendo tiene no menos de 60 calorías. La silla en que está sentado tiene 100.000 calorías o más. Y todas las calorías requieren oxígeno para poder quemarse.

Si usted desea potenciar al máximo el metabolismo, la respiración es uno de los medios más eficaces para lograrlo porque, mientras mayor sea su capacidad de inhalar oxígeno, mayor será su poder metabólico de "combustión".

**Inhale más oxígeno y quemará mejor los alimentos.**

Es realmente así de sencillo. El sistema digestivo tiene hambre de oxígeno. Algunas partes del revestimiento estomacal consumen más oxígeno que cualquier otro tejido del cuerpo. Las vellosidades intestinales, las principales responsables de la absorción de nutrientes, tienen la tarea de extraer grandes cantidades de oxígeno de la sangre durante la descomposición de una comida. Cuando en la sangre no hay suficiente oxígeno para que las vellosidades lo extraigan, disminuye la absorción.

Mientras más comemos, más respiración nos exige el cuerpo. Después de la comida, el sistema nervioso parasimpático hace que se desencadenen cambios sincrónicos en la respiración, la circulación sanguínea y el consumo de oxígeno. En otras palabras, el cerebro hace que aumente automáticamente la capacidad aeróbica en respuesta a la necesidad de más oxígeno. Respirar más si come mucho es lo mismo que hacer más ejercicios si come mucho. Si la ansiedad o la estimulación excesiva interfieren en el funcionamiento del interruptor natural del cuerpo que lo hace respirar profundamente, se verá limitada su capacidad de quemar calorías. La regla más sencilla que debe seguir en ese caso es: si come más, respire más.

Sigamos examinando la relación entre el oxígeno y la pérdida de peso. ¿Alguna vez ha tenido la experiencia de iniciar una dieta baja en calorías y no bajar de peso en absoluto, o comenzar una dieta y bajar de peso en la primera semana pero luego mantenerse en el mismo peso aunque sigue consumiendo alimentos bajos en calorías? Muchas personas se quedan perplejas con este misterioso fenómeno, pero la razón es muy sencilla. Su metabolismo ha cambiado. El cuerpo ha aprendido a tolerar las exiguas porciones de alimentos mediante la reducción de la absorción de oxígeno: la disminución del consumo de oxígeno entraña una disminución del metabolismo. En muchos casos lo que hacen las dietas para bajar de peso es indicar al organismo que éste necesita menos oxígeno. Por eso, al ponerse en una dieta baja en calorías, quizás usted piense que está haciendo lo correcto para perder más libras, pero en realidad está yendo en su propio detrimento.

Otra manera de ver este fenómeno consiste en considerar que el acto de comer crea una "exigencia" sobre el metabolismo. Del mismo modo que levantar pesos entraña la exigencia de que sus músculos sean más grandes y más fuertes, el consumo de alimentos entraña para su metabolismo la exigencia de hacerse más fuerte y eficiente. Los alimentos son literalmente como pesos que carga su organismo. Lo que determina el valor nutricional y metabólico de una comida no es sólo el volumen de nutrientes presentes en los alimentos; ese valor también está determinado por el proceso que ocurre en su organismo para descomponer los alimentos ingeridos.

De hecho, el simple acto de comer hace por sí mismo que aumente el metabolismo. Si examináramos uno de los parámetros más comunes del metabolismo (la temperatura del cuerpo) veríamos que, cada vez que comemos, la temperatura corporal aumenta automáticamente. En esa realidad se basa el refrán de la medicina tradicional de "matar de hambre la fiebre": si ya uno tiene alta la temperatura del cuerpo, debe evitar comer para no hacerla subir aún más.

¿Se da cuenta de la manera en que comer poco o consumir alimentos de muy bajo valor calórico puede ser contraproducente para la pérdida de peso?

No es de sorprender que, si comer menos puede hacer que consumamos menos oxígeno y, por tanto, que disminuya el metabolismo, entonces comer más haría que aumentara el metabolismo. De hecho, muchas personas con quienes he trabajado que de veras tenían necesidad de bajar de peso y llevaban mucho tiempo siguiendo una dieta baja en calorías sin resultados satisfactorios, bajaron de peso cuando empezaron a comer más. ¿Conoce a alguien que haya tenido esta insólita experiencia? El aumento del consumo de alimentos creó literalmente una exigencia de fuerza metabólica y, por lo tanto, de absorción de oxígeno. El aumento resultante de la capacidad de quemar calorías compensó con creces el mayor consumo de alimentos.

Ciertamente, muchos aumentamos de peso simplemente porque comemos mucho. Pero, cuando cambiamos al extremo opuesto (comer muy poco) lo más probable es que reduzcamos nuestra capacidad de quemar calorías. Ahora mismo hay aproximadamente 60 millones de estadounidenses que están a dieta. Si las dietas bajas en calorías (o sea, de 1.400 calorías o menos al día) fueran realmente eficaces a largo plazo, deberíamos ver más resultados satisfactorios y un menor número de personas a dieta. Por otra parte, tampoco se debe comer en exceso y esperar bajar de peso de esta manera. Lo cierto es que ninguno de los extremos, ni mucha ni muy poca comida, lo llevará adonde usted quiere ir.

Si usted realmente desea alcanzar su peso y metabolismo óptimos, no puede llegar a esa meta negando sus necesidades y yendo en contra de la biología. Perder peso implica ganar vida. Coma relajado y respire generosamente, y accederá al plan de la naturaleza para lograr una mayor salud y satisfacción interna con los alimentos.

Eso no es todo en relación con el oxígeno. Una mayor absorción de oxígeno no sólo nos ayuda a quemar los alimentos, sino que también es necesaria para quemar el propio combustible interno del

## Información que debe conocer sobre la "vitamina O"

Le revelaré uno de los secretos mejor guardados en el negocio de la nutrición: hay un solo nutriente milagroso, que tiene un profundo poder metabólico, está al alcance de todos y casi nunca se usa a plenitud. Este nutriente milagroso es la "vitamina O", o sea, el oxígeno. Y lo necesitamos en grandes cantidades. Cuando se trata de alimentos, lo importante es la calidad. Cuando se trata de oxígeno, lo importante es la cantidad. Muchas personas restringen su ingestión de alimentos pero nadie se pone a dieta de oxígeno. Si lo intenta, verá lo que ocurre. El ser humano puede sobrevivir cuatro semanas sin alimentos y cuatro días sin agua, pero sólo puede durar cuatro minutos sin oxígeno. ¡Éste sí que es un nutriente esencial! Aunque usted no lo supiera, el oxígeno ha sido y siempre será su prioridad número uno en materia de nutrición.

En resumen, si uno no respira, es lo mismo que si no hubiera comido. Todo el proceso de digestión consiste en descomponer los alimentos en fragmentos microscópicos que puedan ser enviados a sus células y quemados con oxígeno para liberar energía. Más del 95 por ciento de la energía generada en el cuerpo proviene de la simple combinación de oxígeno más alimentos. Sin oxígeno, sus alimentos son literalmente inútiles. Cuando uno desea prender el fuego en la chimenea, lo que más le interesa es tener buena leña (que sirva de combustible) y que el aire circule adecuadamente. Sin oxígeno, el fuego no podría existir y el combustible no se quemaría. Lo mismo ocurre en su organismo. El cuerpo mismo es literalmente una máquina biológica productora de calor. Casi todas las reacciones químicas que ocurren dentro de nosotros generan calor como subproducto. A nivel celular, los alimentos son el combustible y el oxígeno sirve literalmente para avivar las llamas de nuestro metabolismo. De ahí que el parámetro más comúnmente usado para medir la tasa metabólica sea la utilización de oxígeno. El metabolismo depende completamente del oxígeno. Y el oxígeno se obtiene a través de la respiración.

Resulta sorprendente ver que el oxígeno, siendo una parte vital de nuestra dieta, no recibe la atención que merece. La mayoría de nosotros aprendimos en las clases de biología de secundaria que el oxígeno combinado con los carbohidratos (alimentos) ocasiona la liberación de energía. No obstante, pocos aprendimos el secreto de que, mientras más respiramos, más calorías quemamos.

cuerpo: la grasa. El "efecto de entrenamiento" de cualquier ejercicio normal produce dos beneficios fundamentales. En primer lugar, el ejercicio simplemente ayuda a su cuerpo a absorber más oxígeno. En segundo lugar, su cuerpo aprende cómo usar mejor ese oxígeno. Y la estrategia del cuerpo para usar más eficientemente el oxígeno consiste en aprovechar la grasa como combustible. Lo más sorprendente es que uno puede obtener al menos una parte de los beneficios del ejercicio aeróbico simplemente entrenándose para respirar con mayor plenitud mientras esté sentado comiendo. También prosperará en lo que se refiere a quemar grasas si se recuerda constantemente que debe respirar más profundamente a lo largo del día. ¡Respirar es literalmente un ejercicio de quemar grasas!

## Ejercicio: Respire mientras come

Respirar durante las comidas es una manera excelente de obligarse a comer despacio y de forma relajada. Si usted come mientras está distraído por tareas del trabajo o mientras mantiene una conversación tensa, o si es de los que acostumbran a comer rápido, su respiración será más superficial. Al recordarse a sí mismo que debe respirar más profundamente durante las comidas, naturalmente comerá más despacio, estará más presente y su metabolismo será más potente.

A fin de aumentar su capacidad aeróbica mientras come, pregúntese al menos tres veces durante las comidas: "¿Cómo está mi respiración?" Luego intensifique conscientemente su respiración con el menor esfuerzo posible. Concéntrese en respirar hondo hasta alcanzar un nivel que, si bien es nuevo para usted, le resulta de todos modos natural y cómodo.

Válgase de una respiración menos brusca y más profunda como pausa natural durante las comidas. Deléitese con el oxígeno como se deleitaría con la comida misma. Respire profundamente tres veces en cada pausa.

Considere que el oxígeno que inhala es tan fundamental para su comida como lo pueden ser una ensalada o un encurtido. Cada vez que respire profundamente hará llegar más oxígeno a su torrente sanguíneo y a sus células, donde aquél generará instantáneamente el poder de quemar calorías. Después de varias semanas, se percatará de que respirar mientras come se ha convertido en un nuevo hábito. No necesitará recordarse con tanta frecuencia que debe respirar, porque la respiración será una parte natural y automática del comer. Al sosegarse y respirar mejor, hará que se acelere su metabolismo.

Es interesante señalar que otra manera sencilla de aumentar su consumo de oxígeno y, por tanto, su metabolismo, consiste en abrir una ventana. El aire en exteriores tiene un mayor porcentaje de oxígeno que el aire en interiores. La falta de oxígeno en el aire viciado de interiores o en una habitación sin ventanas (situación típica en los espacios de trabajo o en edificios de oficinas) constituye un causante de estrés fisiológico para el organismo. Cuando la cantidad de oxígeno en un espacio interior es muy baja, el ritmo cardiaco y la presión sanguínea aumentan levemente y el contenido de glucosa en la sangre disminuye. Nos sentimos amodorrados, irritables, con baja energía y necesitados de algún estímulo. Y, ¿cuál es la estrategia típica a la que recurrimos cuando nos sentimos de esta manera? Buscamos algo que comer o tomamos una taza de café para que nos despierte. Muchos estamos sedientos de oxígeno pero creemos equivocadamente que tenemos hambre de comida.

Como suele suceder, quienes disponen de más dinero son los que realmente hacen un uso óptimo de estas realidades médicas. La próxima vez que vaya a un casino en Las Vegas y se pregunte cómo es que las personas logran mantenerse tantas horas jugando con energía, entusiasmo y abandono, puede dar las gracias al oxígeno. Los casinos bombean cantidades extraordinarias de $O_2$ en sus salas de clima controlado para mantener alertas a los jugadores. Usan un valioso recurso vital para hacer que usted se desprenda de otro valioso recurso. ¿Se imagina cómo sería nuestra vida laboral si todos los negocios y empleadores prestaran tanta atención como prestan nuestros amigos en Las Vegas a la oxigenación máxima?

## Más consejos para la alimentación relajada y la respiración profunda

Encienda una vela en la mesa, ponga una música suave, decore el entorno donde come con objetos bellos y alegres.

- Si come fuera de casa, escoja un restaurante que tenga una atmósfera relajada y propicia a la nutrición. Si la comida es para llevar, busque un sitio apacible o festivo al aire libre donde pueda deleitarse con su comida.

- Cene en buena compañía, con personas cuya presencia lo nutran e inspiren.

- Haga que su conversación sea edificante y libre de negatividad o chismorreo.

- Cuide su postura al comer. Una postura erguida le permite respirar más profundamente y mejor.

- Durante su jornada laboral, haga una pausa para respirar. Salga a respirar aire fresco, aunque sólo sea por unos minutos.

- Aproveche el momento de comer para deshacerse de todas sus preocupaciones y dejar de pensar en el trabajo. Use pensamientos positivos que lo ayuden a asimilar nutrientes y quemar calorías. Si insiste en preocuparse y trabajar, lo puede hacer después que se haya relajado y haya terminado su comida nutritiva.

A medida que experimente con estas técnicas de respiración, fíjese en cualquier cambio en sus niveles de energía después de las comidas, en su cociente de satisfacción y en cualquier mejora en cuanto a malestares digestivos. También sería conveniente que prestara atención a la respiración durante el resto del día, porque el respirar de forma intencionada, lenta y profunda hará que aumente aún más la oxigenación del cuerpo, lo que se traduce en una fuerza metabólica aún mayor.

Además, sería útil que se fijara en cualquier tipo de resistencia que pueda tener ante la idea de relajarse y sosegarse con las comidas. Esta transición a menudo puede prestarse a conflictos. Puede despertar en nosotros algunas cualidades que parecen escapar de nuestro control. Nuestra forma de alimentarnos es nuestra forma de vivir. Así pues, sosegarnos con las comidas nos ayuda de manera simbólica a vivir relajadamente con nuestros cuerpos, nuestras profesiones, nuestros temores y deseos y cualquier cosa que nos depare la vida. Es cuestión de darnos a nosotros mismos el derecho a compartir la sencillez de nuestros momentos felices en la Tierra. Es cuestión de recuperar nuestro tiempo, nuestra dignidad y la inviolabilidad del cuidado del propio ser. Si usted ha consumido sus alimentos a toda velocidad, es hora de que se relaje para conseguir el nivel metabólico que debería tener.

 ## Lecciones clave

- Cuando se activa la respuesta de estrés, se bloquea la digestión. Cuando se activa la respuesta de relajación, la digestión alcanza su plenitud.

- El estrés crónico de bajo nivel, al estimular la producción de cortisol e insulina, hace que disminuya la capacidad de quemar calorías. Uno de los resultados de esto puede ser el aumento de peso.

- La preocupación y la ansiedad generan una respuesta de estrés. Uno de los resultados puede ser el aumento de peso.

- El estado de estrés puede crear las condiciones metabólicas para la pérdida de densidad ósea. El estado de relajación contribuye a la buena salud ósea.

- La respiración consciente disipa la respuesta de estrés y promueve el pleno poder digestivo.

- El oxígeno es el nutriente metabólico más fundamental y necesario para el organismo. Mientras más respiramos, mejor digerimos y asimilamos los alimentos, y más calorías quemamos.

- El tiempo es un nutriente esencial.

- Antes de concentrarse en *qué* comer, aprenda *cómo* comer.

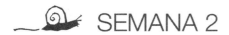 SEMANA 2

# El poder metabólico de la calidad

*El descubrimiento de un nuevo plato contribuye
más a la felicidad del ser humano que el
descubrimiento de una nueva estrella.*

JEAN BRILLAT-SAVARIN

Sucede que la interrogante nutricional más importante y urgente de nuestros tiempos ("¿Qué debo comer?") encuentra todo un abanico de respuestas confusas y contradictorias. Afortunadamente, tengo una sugerencia muy práctica que hacerle sobre cómo convertirse en su propio dietista y asegurarse de siempre elegir alimentos con un nivel nutritivo de muy bueno a excelente. Si me concede el honor de ser su nutricionista personal sólo una vez, si me pregunta "¿cuál es la estrategia nutricional más sencilla que, más que cualquier otro cambio, me podría dar el mayor rendimiento metabólico, mejorar mi salud y mi peso, y tener un efecto positivo en las vidas de otras personas y en el propio planeta en que vivimos?", yo le diría que siga esta pauta:

**Eleve la calidad de sus alimentos.**

La calidad lo es todo. En cualquier estudio importante sobre nutrición que se ha llevado a cabo y en que se han comparado las dietas de los países industrializados (que consisten principalmente en alimentos refinados, producidos en masa y de baja calidad) con las de las culturas tradicionales (alimentos frescos, integrales, de cultivo local y llenos de vitalidad), quienes siguen dietas tradicionales obtienen resultados mucho mejores en todas las categorías importantes de la salud.[1] Eleve la calidad de sus alimentos y elevará el metabolismo.

El término *calidad* se refiere a cualquiera de los siguientes atributos, o a todos ellos: real, fresco, orgánico, epicúreo, hecho con amor, hecho en casa, producido localmente, en variedades clásicas, denso en nutrientes, con bajo contenido de toxinas producidas por el hombre, cultivado y comercializado con honestidad e integridad, de buen gusto, lleno de buen sabor, no con sabores virtuales que encubren la ausencia de nutrientes y de vitalidad. *Calidad* significa que un alimento ha recibido cuidado y atención y que tiene una historia interesante.

Como mismo ocurre con los automóviles y otros bienes duraderos, con los alimentos uno obtiene el valor de lo que invierte en ellos. ¿Concebiría usted la posibilidad de que un automóvil se fabricara con las piezas más baratas, se ensamblara a toda prisa y se diseñara sin prestar ninguna atención a las necesidades del conductor para que éste se sintiera a gusto en dicho vehículo? La ciencia no tiene forma de medir el valor y los efectos de la calidad de los alimentos en el cuerpo humano, porque todavía estamos en pañales en lo que se refiere a nutrición y sólo podemos entender de valores de nutrientes. Cuando los expertos en nutrición sentamos las bases de cómo el valor de un alimento se revela gloriosamente en su perfil de nutrientes, todo suena muy científico. Y lo es. Excepto que estos parámetros del verdadero valor de una comida son muy limitados e incompletos desde el punto de vista científico.

Cuando el arte de la comida sea elevado al fin al sitial que merece, los científicos podrán hablar con mayor sabiduría y claridad. No me refiero tanto a una manera distinta de ver los alimentos y la nutrición como a un criterio totalmente novedoso en relación con el mundo y el lugar que ocupamos en él.

Cuando la ciencia estudia los alimentos, la nutrición o un suplemento, rara vez examina la calidad. Ésa es una de las razones ocultas de que los resultados de los estudios sobre alimentos a menudo estén en conflicto entre sí y de que uno reciba invariablemente mensajes contradictorios sobre la alimentación. Recordemos la famosa "paradoja francesa" a la que nos referimos en el capítulo anterior y cómo los europeos pueden consumir una mayor cantidad de grasa sin tener el mismo aumento en los niveles de colesterol y enfermedades del corazón que sufren los estadounidenses. Esto no sólo se debe a los beneficios que reciben los europeos del poder metabólico de la relajación, la respiración y el comer sosegadamente, es también cuestión de calidad. Gran parte de la cocina europea está a nivel al que deberíamos aspirar. Esa calidad más elevada supone un metabolismo más sano. La única "paradoja" en este caso es por qué los investigadores no podían ver la imagen de conjunto.

Aún hay otra razón muy importante para elegir alimentos de alta calidad que la mayoría de los expertos tienden a pasar por alto y que ciertamente merece su atención si usted está preocupado por el peso: mientras peor sea la calidad de la comida, en mayor cantidad la consumiremos.

El problema de la sobreingesta en nuestro país no radica en que tengamos un trastorno colectivo de la fuerza de voluntad. Cierto, muchos comemos en exceso. Pero lo hacemos, en gran medida, porque nuestros alimentos son deficientes en nutrientes. Le faltan las vitaminas, minerales, enzimas y todos los factores y energías que necesitamos, aunque aún no hayan sido descubiertos. El cerebro se percata de estas deficiencias y responde sabiamente ante esta ausencia de química vital ordenándonos aplicar la más sensata estrategia de supervivencia: consumir más alimentos. Si usted fuera al cine o a una fiesta y la experiencia le pareciera poco sustancial, se iría sintiéndose insatisfecho y deseando más. Lo mismo ocurre con los alimentos.

Al escoger alimentos orgánicos, su dieta pasa a tener una mayor densidad de nutrientes. Eso se debe a que, libra por libra, los alimentos orgánicos tienen más vitaminas y minerales que sus homólogos no orgánicos y producidos en masa. También tienen menor cantidad de xenotoxinas, o sea, sustancias fabricadas por el hombre como los pesticidas y herbicidas que funcionan como antinutrientes y agentes causantes de enfermedades. Orgánico significa simplemente "real".

Por supuesto, es fácil volverse apático cuando uno oye constantes mensajes sobre los carcinógenos presentes en nuestros alimentos, los males de los carbohidratos o el mercurio en el pescado. He oído a muchas personas lamentarse: "Todo hace daño". Pero ahora tiene una herramienta poderosa para ayudarle a abrirse paso a través de toda esa confusión nutricional:

**Coma lo que coma, escoja la versión de mayor calidad posible de esos alimentos.**

Esto hace que aumenten al máximo las probabilidades de que sus alimentos sean sanos, trátese de tocino, bananas, pan o una tarta de cumpleaños. Sí, los alimentos de calidad son definitivamente más caros. Pero ése es el verdadero seguro de salud. Lo que está en juego es su vida y la de sus seres queridos cuya alimentación depende de usted.

## Los alimentos son . . .

Antes de examinar sugerencias específicas sobre cómo incluir alimentos de calidad en nuestra dieta, entendamos mejor el verdadero poder metabólico de la calidad mediante un examen más minucioso de lo que son realmente los alimentos.

La mayoría de las personas dirían que los alimentos son un conjunto de vitaminas, minerales, macronutrientes y otras sustancias químicas. Para determinar el valor de una comida, mediríamos la cantidad de nutrientes que contiene: lea las etiquetas de cualquier producto y verá esta filosofía en acción. Pero ya es hora de ponerse al día con el nuevo milenio. Esta visión de los alimentos ya no describe adecuadamente la realidad nutricional. Los alimentos son mucho más que un montón de sustancias químicas. Son energía e información.[2]

Esta definición se aplica a cualquier sustancia que consumamos, sea agua, un vegetal o hierba, un suplemento, un medicamento, caviar o algodón de azúcar. Cualquiera que sea el efecto metabólico que el cuerpo recibe de esas sustancias ocurre porque éstas han comunicado un mensaje específico a nuestras células. La cafeína presente en el café le dice literalmente al corazón que aumente su ritmo, a la presión sanguínea, que se eleve y al sistema nervioso, que acelere sus funciones. La fibra contenida en la avena conversa de hecho con los intestinos, y les dice que se contraigan, al mismo tiempo que se comunica con el hígado, el páncreas y el torrente sanguíneo, indicándoles que disminuyan el colesterol de baja densidad y que estabilicen la glucosa en sangre. Los bioflavonoides que se encuentran en las bayas le indican al cuerpo que mantengan los vasos sanguíneos fuertes y elásticos, con objeto de reducir la inflamación celular y desacelerar el proceso de envejecimiento de tejidos específicos, como la mácula de los ojos. Los alimentos hablan con su cuerpo, y el cuerpo les responde.

Éste no es un concepto estrambótico sobre el metabolismo; es una realidad científica. Con su simple fórmula $E=mc^2$, Einstein demostró que la materia y energía son la misma cosa y que una se puede convertir en la otra y viceversa. Y ambas están cargadas de información. De hecho, cada partícula en la creación (desde una humilde mota de polvo hasta un sol galáctico) contiene inmensas cantidades de información, también denominada memoria. El simple hecho de que no siempre podamos percibir con nuestros cinco sentidos esta biblioteca oculta dentro de todos los componentes de la materia no significa que no exista.

Tomemos el ejemplo del tomate. Si el suelo en que crece está agotado, entonces se podrá comprobar que el tomate tiene un bajo contenido de minerales, una menor cantidad de azúcares naturales y más ácidos, lo que significa que será duro, insípido e inferior en cuanto a nutrientes. Si se rocía con pesticidas y herbicidas, llevará a su cuerpo mensajes que pueden ser carcinogénicos, mutagénicos y neurotóxicos. Si se cultiva en una granja impersonal que funciona como una fábrica, el tomate carecerá de vitalidad y de encanto. Si lo recoge un trabajador migratorio mal remunerado que no recibe ninguna prestación social y no tiene casi ningún derecho laboral, entonces el tomate lleva en sí hipocresía y falta de integridad. Si es trozado con una máquina junto con otros miles de tomates, y luego es enviado a un restaurante de comida rápida y servido con un panecillo y con carne de una vaca que ha sufrido traumas aún peores, entonces nuestro tomate ya es suicida o incluso homicida, porque ha perdido su alma y ya no tiene razón para vivir. Creo que se ha llevado la idea.

Los antiguos sistemas de curación como el Ayurveda y la medicina china han reconocido desde hace mucho tiempo el carácter energético de los alimentos. En lugar de describir los elementos químicos que componen una comida, estos métodos se basan en los elementos "arquetípicos". Los describen como tierra, agua, madera, fuego y metal; kapa, pitta y vatta; yin y yang. Ninguno de estos elementos se pueden ver bajo un microscopio, pero se observan claramente en acción, de una forma muy parecida a cómo todos pueden percatarse de nuestro carácter, aunque éste no se puede localizar concretamente. El yin y el yang son tan reales para los chinos como lo son para nosotros las proteínas y las grasas.

Por todo lo anterior, el verdadero valor de un alimento nunca podrá discernirse a partir de una etiqueta. Su verdadero valor está en toda la energía e información que contiene. Y sí, esto incluye el contenido de vitaminas, minerales, proteínas, fibra y grasas. Pero también tiene que ver con la forma en que el alimento ha sido cultivado, manipulado, transportado, manufacturado, publicitado, cocinado, servido y consumido. Toda esta información vive dentro de un alimento del mismo modo que uno vive dentro de su cuerpo.

Así que, si verdaderamente queremos contrarrestar el aumento de las enfermedades del corazón con ayuda de la dieta, entonces es hora de que pongamos más corazón en la forma en que creamos los alimentos, los consumimos y los compartimos con los que tienen hambre. Si queremos poner coto al crecimiento desenfrenado de las células cancerosas en la familia humana y limitar la cantidad de carcinógenos en nuestros alimentos, es hora entonces de hacer que el mundo vaya más despacio, darnos cuenta de nuestro propio crecimiento desenfrenado y volver a pensar en la forma maniática en que producimos nuestros alimentos.

Muchas personas quieren que los alimentos le proporcionen salud, felicidad y todas las bendiciones de la belleza. Pues bien, la única forma en que los alimentos pudieran darnos semejante tesoro sería si los creáramos a esa imagen. Eso cosecharemos cuando cultivemos los alimentos con las energías del amor y la belleza.

## Limite los antinutrientes en su dieta

Para poder aprovechar mejor lo que comemos, reducir el consumo de alimentos poco nutritivos es tan importante como aumentar el consumo de alimentos sanos. Los antinutrientes literalmente atentan contra la maquinaria metabólica del cuerpo a nivel celular. Los antinutrientes más potentes que hay que limitar son:

- Grasas de baja calidad
- Azúcar de baja calidad
- Harina blanca de baja calidad
- Productos lácteos de baja calidad
- Carnes de baja calidad

*Grasas de baja calidad* se refiere a cualquier alimento que contenga aceites hidrogenados, aceites parcialmente hidrogenados, aceite de nuez de palma hidrogenado, margarina y cualquier producto semejante que contenga aceite hidrogenado, aceite de semilla de algodón, Olestra (una grasa sintética) y la mayoría de los aceites comerciales de cocina adquiridos en supermercados. En las grasas de baja calidad también se incluyen la mayoría de las frituras: papas fritas, pollo frito, etc.

Lea las etiquetas de todo lo que compre. Los aceites hidrogenados se encuentran en muchos alimentos de producción masiva, incluidas las papas fritas, los totopos de maíz, las galletas saladas o dulces y los alimentos elaborados, congelados, horneados, así como las golosinas y otros. La mayoría de los aceites que se encuentran en un supermercado son altamente procesados, o sea, que se han calentado a altas temperaturas y han quedado desprovistos de sus grasas esenciales más delicadas y de otros nutrientes.

**En la medida de sus posibilidades, sustituya los productos que contengan grasas de baja calidad por aceites de calidad y alimentos con grasas de calidad.**

Entre éstos figuran el aceite de oliva, el aceite de sésamo y el aceite de coco. Todos estos aceites son excelentes para cocinar. Entre otros aceites que se pueden usar para aderezos y salsas figuran los de girasol, linaza, avellana, pistacho, cañamón y macadamia. Siempre utilice aceites orgánicos sin refinar y procesados en forma experta. Generalmente los podrá encontrar en tiendas naturistas. (Como nota colateral, no soy muy aficionado al aceite de canola. No es muy estable ante el calor y la mayoría de las marcas están excesivamente procesadas. Lo mismo se aplica al aceite de soya.)

Use mantequilla verdadera en lugar de margarina. Lo ideal es que sea producida sin hormonas y fresca de la granja u orgánica. La mejor mantequilla es la que se extrae de la leche cruda y sin pasteurizar. Se puede usar además la mantequilla clarificada, que también se conoce como "ghee" o mantequilla separada. Es un alimento tradicional de la India, utilizado desde hace mucho tiempo, que resulta muy estable ante el calor y, por lo tanto, se puede usar para dorar o para freído ligero.

Otras fuentes recomendables de grasas beneficiosas para la salud son:

Aguacates o paltas — lo mejor es que sean orgánicos y frescos

Aceitunas — aproveche su gran variedad

Pescado fresco — especialmente el pescado capturado en el océano o en ríos, no criado en granja; busque variedad

Nueces y semillas — las orgánicas siempre son mejores

Mantequilla de nueces — mantequilla de cacahuete, de almendra, de sésamo

Huevos de corral — vienen de una gallina de verdad, que corre por toda una granja de verdad y come comida de verdad

Productos lácteos orgánicos — incluidos el yogur, el queso y la leche, especialmente si se han producido a partir de leche cruda y sin pasteurizar, extraída de animales alimentados con pasto fresco

Por cierto, las grasas sanas en sus alimentos no se convierten en grasa en su cuerpo. Si usted se priva de grasas esenciales para bajar de peso, obtendrá el resultado opuesto. E incluso si logra bajar de peso, probablemente sufrirá alguno de los síntomas de deficiencia clínica de grasa: irritabilidad, fatiga, cabello deslustrado y quebradizo, sequedad de la piel, enrojecimiento alrededor de los ojos, problemas digestivos, estreñimiento, incapacidad de bajar de peso y trastornos del estado de ánimo. Por eso, quisiera ofrecerle una disculpa en nombre de todos los nutricionistas, dietistas y médicos que le han dado la información incorrecta desde finales de los años 60. Usted no tiene la culpa de que le hayamos indicado el camino incorrecto. Recuerde, éste es el mismo grupo de expertos con buenas intenciones que inventaron la comida de hospital. Las intenciones son buenas, pero no siempre dan en el blanco.

La grasa es esencial para la vida hasta tal punto que, si pudiéramos succionar toda la grasa que hay en nuestro cuerpo (la liposucción máxima) moriríamos al instante. La grasa sirve como fuente de energía para el corazón y el cerebro. Es un elemento esencial de muchas de las hormonas y sustancias químicas que nos mantienen vivos. Es una fuente nutricional para el sistema nervioso central y reviste y protege todos los órganos. Por éstas y otras razones, y porque el organismo no puede producir por sí mismo todas las grasas específicas que necesita, hemos clasificado estos importantes componentes de nuestra dieta como "grasas esenciales", también conocidas como "ácidos grasos esenciales". Es posible que también haya oído referirse a ellas como ácidos grasos "omega 3" y "omega 6".

La grasa cumple una importantísima función estructural: es una de las piedras angulares de la pared que separa a cada célula en su cuerpo. Las paredes de sus células no se parecen en nada a las paredes de su casa. Una pared arquitectónica es inflexible, sólida, carente de inteligencia e impermeable a los elementos, y puede hacerse de cualquier material que impida que lo de afuera entre y que lo de adentro salga.

Nuestras paredes celulares son exactamente lo opuesto. Son dúctiles, permeables, altamente complejas y extremadamente inteligentes, pues deben controlar con precisión el tráfico de miles de tipos distintos de biomoléculas a través de su superficie en cada milisegundo. En lo que se refiere al organismo, la pared celular es un elemento decisivo y las grasas beneficiosas son parte indispensable del proceso.

Quizás el mérito mayor de las grasas es que componen aproximadamente del 40 al 60 por ciento del cerebro. ¿Qué le parece esa estadística tan poco atractiva? Así que, la próxima vez que piense, dé gracias a las grasas.

Por supuesto, las grasas de baja calidad son inocuas en pequeñas cantidades para la mayoría de las personas. Sin embargo, cuando las grasas de baja calidad pasan a formar parte de nuestra alimentación cotidiana, nuestra salud sufre las consecuencias tarde o temprano. Estas grasas, que son químicamente distintas a las grasas de calidad, se convierten literalmente en las piedras angulares de nuestras paredes celulares. El resultado es que la pared celular se vuelve más rígida, susceptible a la oxidación o envejecimiento, y menos inteligente, pues va perdiendo su capacidad de tomar decisiones inteligentes acerca de lo que debe entrar y lo que debe salir. Esto es de especial interés en lo que se refiere al cerebro, que está compuesto en gran medida por grasa esencial del tipo omega 3. Cuando se incorpora grasa de baja calidad a su estructura, el tejido cerebral se oxida más fácilmente y se torna rígido (y, por lo tanto, "estúpido"). Esto contribuye a que uno parezca menos interesante en fiestas y a aumentar las probabilidades de sufrir el mal de Alzheimer, la demencia senil y otras enfermedades del cerebro. Por consiguiente, no hay que ser un "cerebro" para reconocer la necesidad de consumir más grasas sanas y menos grasas disfuncionales.

*Azúcar de baja calidad* se refiere a cualquier alimento que contenga jarabe de maíz con alto contenido de fructosa, jarabe de maíz con fructosa, jarabe de maíz, azúcar blanca, glucosa, "Florida Crystals" o cualquier edulcorante artificial. Lea las etiquetas de los productos para comprobar si tienen estos ingredientes. Las distintas formas de jarabe de maíz se encuentran comúnmente en los refrescos, jugos, caramelos y golosinas y galletas dulces empacadas, e incluso en las barras de proteína consideradas sanas. En la medida de sus posibilidades, elimine de su casa los productos que tengan estos ingredientes. Que sean una excepción ocasional en su menú en lugar de ser la norma.

Sustituya los refrescos comerciales por jugos orgánicos, infusiones frías o agua. Teniendo presente la necesidad de buscar variedad, use confituras orgánicas; frutas frescas; galletas, pasteles y magdalenas orgánicos o frescos; caramelos orgánicos; helados y sorbetes orgánicos.

**Sustituya todos los "alimentos gratificantes" con versiones de mayor calidad adquiridas en tiendas naturistas, en las que se usen edulcorantes de calidad como los que figuran a continuación:**

Miel pura: En la etiqueta debe decir "cruda", "natural" o "no sometida a calor". La miel cruda tiene un alto contenido de enzimas y sustancias fitoquímicas relacionadas con las plantas y su polen. Se utiliza tradicionalmente como alimento y como medicina. No debe administrarse miel cruda a lactantes.

Jarabe de arce: Tiene un alto contenido de minerales y sustancias fitoquímicas. Las variedades orgánicas del jarabe de arce no contienen formaldehído, que sí se usa en la mayoría de las variedades producidas en masa.

Malta de cebada: Menos dulce que otros edulcorantes; buena para hornear.

Stevia: Es un edulcorante sin calorías, completamente natural y obtenido de hierbas, con propiedades medicinales. Una pequeña cantidad puede endulzar su refresco o infusión.

Sucanat: Es una forma auténtica de azúcar morena, hecha de jugo de caña orgánico deshidratado. Con mayor densidad de nutrientes que el azúcar blanca, sin residuos químicos, buena para hornear y para refrescos y bebidas. La rapadura o raspadura es otro producto similar.

La versión oficial de la comunidad científica es que todos los azúcares (sea azúcar blanca, jarabe de maíz, miel, jarabe de arce, etc.) son esencialmente iguales desde el punto de vista químico. Desafortunadamente, en la actualidad no existe ningún modelo científico que sea lo suficientemente sutil y preciso como para revelar las verdaderas distinciones entre estos portadores de energía e información, tan distintos entre sí. Por ese motivo, nuestra dieta colectiva está repleta de edulcorantes de baja calidad y muchos sufrimos las consecuencias: obesidad, cardiopatías y diabetes.

Por cierto, tal vez usted crea que los refrescos de dieta y los edulcorantes artificiales nos ayudarían a bajar de peso porque no contienen calorías ni azúcar que produzcan un aumento de la insulina. Pero eso no es verdaderamente así. Después de 40 años de uso comercial de edulcorantes químicos artificiales, ni un solo estudio ha demostrado nunca un vínculo siquiera medianamente convincente entre los sustitutos del azúcar y la pérdida de peso.

En lugar de ello, los investigadores están descubriendo ahora que los edulcorantes artificiales (que producen un falso placer) en realidad podrían contribuir al aumento de peso. Por una jugarreta del destino, la molécula del edulcorante artificial es tan lista que logra convencer al cerebro de que es azúcar de verdad, por lo que el organismo libera insulina para ayudar a metabolizar el azúcar artificial. Al no encontrar verdadera azúcar y no tener nada que hacer, el excedente de insulina realiza su otra tarea evolutiva, que consiste en mandar al cuerpo la señal de almacenar grasa. Además, hay pruebas cada vez más numerosas y convincentes de que el aspartame es una importante neurotoxina. Por todo lo anterior, mi consejo como profesional es que, si tiene en su casa algún alimento edulcorado artificialmente, asegúrese de "matarlo" de un buen pisotón y de deshacerse de él.

*Harina blanca de baja calidad* se refiere a alimentos producidos en masa como las pastas, panes, galletas dulces, magdalenas y bagels; galletas saladas; cereales fríos para el desayuno; productos de avena endulzados con azúcar; barras de granola o muesli de producción comercial; pretzels, pasteles y rosquillas.

Sólo desde el siglo pasado nuestra dieta ha incluido una cantidad tan grande de carbohidratos refinados y altamente procesados: productos de harina blanca, panes, galletas dulces, rosquillas, frituras, pretzels, cereales, galletas saladas, pastas, dulces, etc. Nuestros antepasados consumían alimentos que contenían carbohidratos sin procesar. Cuando consumimos estos alimentos, de los que se han eliminado la mayor parte de sus vitaminas y minerales, nuestro nivel de insulina sube excesivamente, lo cual indica al organismo que debe aumentar de peso y almacenar grasa. Además, el exceso de insulina hace que el cuerpo pida aún más azúcar y más alimentos con carbohidratos. Todo esto puede acarrear diabetes, cardiopatías y muchos tipos de enfermedades degenerativas.

Hay un sinfín de libros de dietas, como los que promueven la dieta de Atkins, la "Dieta de la Zona", "Sugar Busters", la dieta del paleolítico, las dietas con alto contenido de proteína y otras, que tienen en común una sabiduría muy útil: el exceso de carbohidratos refinados en nuestras dietas constituye un problema. Así que, en lugar de preocuparse por determinar la cantidad precisa de carbohidratos que su cuerpo necesita según los científicos (advertencia: nadie conoce este dato de todos modos), comience su exploración del poder metabólico de la calidad mediante la inclusión de carbohidratos que sean portadores de calidad y la limitación o eliminación en la mayor medida posible de los que no lo sean. Con sólo hacer esto, comenzará a controlar las ansias de carbohidratos y a descubrir la inteligencia natural de su cuerpo para determinar porciones, porcentajes y cantidades.

**Revise su despensa y comience a reemplazar productos de harina blanca de baja calidad con alimentos que contengan carbohidratos de calidad.**

Estos alimentos comprenden las variantes orgánicas de arroz integral, frijoles o judías, quinua, cebada, maíz, amaranto, avena, sémola de avena, lentejas, garbanzos, mijo (los mejores resultados con los granos y frijoles se obtienen poniéndolos en remojo antes de cocinarlos); pastas orgánicas y/o acabadas de hacer; panes de masa fermentada o de trigo germinado o de harina integral recién hechos; galletas saladas de centeno; galletas saladas sin aceites hidrogenados; panes, galletas saladas y otros productos preparados con harina de espelta; frituras orgánicas (de maíz, papa y arroz, sin aceite o con aceite de oliva); vegetales orgánicos, con inclusión de calabaza, camote o batata, ñame, tubérculos, papa; frutas orgánicas, y teniendo en cuenta en todo caso la variedad.

Si está tratando de mermar el consumo de carbohidratos, debería concentrarse en los carbohidratos refinados y producidos en masa. Están permitidos los vegetales, incluidos los de alto contenido de almidón; sólo que no los consuma en exceso. Las frutas también son excelentes. Simplemente asegúrese de tener en cuenta la variedad y no limitarse a piña, uvas, bananas y frutas secas, pues éstas pueden tener un elevado contenido de azúcares naturales. Los granos integrales, como el arroz integral, son preferibles antes que sus variantes refinadas pero, como nutricionista, le puedo decir que no se va acabar el mundo si come arroz blanco o pan blanco de vez en cuando. Siempre que éstos no sean los componentes principales de su dieta, nunca he oído decir que nadie se haya muerto por consumirlos ocasionalmente.

***Productos lácteos de baja calidad*** se refiere a alimentos no orgánicos producidos en masa, con hormonas, como queso, leche, yogur, queso crema, requesón, leche saborizada y golosinas que contengan subproductos del queso.

Les quedan días contados a la leche y al queso como alimentos exaltados en nuestra dieta. Cada vez hay más pruebas de que la importancia de la leche como fuente de calcio absorbible ha sido muy exagerada y quizás incluso sea falsa. Como fuentes excelentes de calcio disponible naturalmente, puede contar con las verduras de hoja y las nueces y semillas. Además de la intolerancia a la lactosa (la incapacidad de metabolizar el azúcar de la leche), muchas personas son sensibles o muy alérgicas al componente proteico de la leche sin darse cuenta de ello. Cuando la proteína de la leche se calienta a altas temperaturas, como sucede en el proceso de pasteurización, la compleja molécula de proteína de la leche (denominada caseína) sufre una modificación radical que la puede hacer citotóxica y neurotóxica. Si usted ha experimentado cualquier combinación de problemas crónicos de sinusitis, congestión nasal o pulmonar, goteo posnasal, sensibilidad digestiva, dolores de cabeza, alergias múltiples y sequedad de la piel, será un excelente candidato para experimentar con una dieta libre de todo tipo de leche y de productos lácteos durante la semana 2. Incluso si usted no presenta estos síntomas, le recomendaría encarecidamente que probara a no consumir productos lácteos durante esta semana para ver qué efectos le produce este cambio.

Los expertos en nutrición está en constante desacuerdo sobre los méritos de la leche y los productos lácteos. Esto se debe a que la mayoría de los productos disponibles comercialmente en esta categoría son de calidad extremadamente baja.

**En general, le sugiero que mantenga al mínimo el consumo de productos lácteos. Cuando tenga que usar estos productos, use los que aparecen a continuación en lugar de los producidos en masa y de baja calidad.**

Leche: La leche cruda, orgánica y sin pasteurizar es la mejor. Sería magnífico si la pudiera conseguir de producción local y sin hormonas.

Queso: Orgánico, o cualquier variedad de producción local o importada de alta calidad, hecha con leche cruda y sin pasteurizar.

Yogur: Con todo su contenido de grasa, orgánico, o producido localmente cuando sea posible.

Requesón: Lo mejor es que tenga todo su contenido de grasa, y que sea orgánico y fresco.

Mantequilla: La mayor calidad se encuentra generalmente en las variedades locales, orgánicas, hechas con leche cruda, o importadas de Europa.

Queso de soya: Un sustituto útil para muchas personas. La mayoría de las marcas contienen caseína (la proteína de la leche), pero es un producto que suele ser bien tolerado.

También puede usar leche de arroz, leche de almendras, yogur de soya, yogur de arroz y helados de soya y arroz como sustitutos de sus equivalentes lácteos.

*Carne de baja calidad* se refiere a todas las carnes utilizadas en comidas rápidas; carnes procesadas como los fiambres empacados y los perros calientes producidos comercialmente; las carnes utilizadas en comidas preparadas y congeladas; cualquier carne fresca o congelada que provenga de animales criados en jaulas, tratados con hormonas y alimentados con piensos procesados; cualquier carne que provenga de animales que no hayan sido criados y sacrificados con pulcritud y humanidad.

**En la medida de sus posibilidades, sustituya estas carnes de baja calidad con cualquier carne de pollo, pavo, res, cerdo, carnero u otros animales o aves que hayan sido criados con libertad de movimiento, sin hormonas, y alimentados con hierbas y productos orgánicos.**

Es posible encontrar muchos de estos productos frescos en su supermercado o fiambrería. También podrá encontrar variantes orgánicas de perros calientes, hamburguesas, caldos de pollo, salchichas y otros populares productos de carne congelados y preparados en una tienda naturista bien surtida. Los huevos de corral o de gallinas no enjauladas (que a veces se denominan "huevos omega") son la opción de calidad preferida. También puede sustituir toda o parte de la carne en su dieta con pescado fresco o ahumado o con proteínas de origen vegetal como el tofu, el tempeh y las mantequillas de nueces.

Ya es hora de que reconozcamos la realidad de nuestro hábito de comer carne. La humanidad debe su supervivencia, en gran parte, a los animales cuyas carnes hemos comido. Aducir que comer carne es malo es como negar el sustento que nos ha permitido llegar al punto en que nos encontramos. De otro modo no estaríamos aquí, ni siquiera para discutir sobre este tema. No obstante, nuestra dependencia excesiva de los alimentos de origen animal presenta un claro desequilibrio y nuestra relación con el reino animal nos está matando. Nuestra insistencia en producir carne en masa está contaminando gravemente nuestro medio ambiente y despojando a los países en desarrollo de valiosos recursos de agua y tierra. Encima, ha creado el fenómeno de las "vacas locas". La verdad ineludible es que comer una criatura criada y sacrificada sin respeto ni pulcritud es una manera de conjurar enfermedades sobre la familia humana.

Quizás le interese saber que la carne más cara y mejor cotizada del planeta proviene de las vacas de Kobe. Son ejemplares de ganado bovino de calidad y su atractivo se debe enteramente a su estilo de vida. Tanto es así que, si alguna vez usted tuviera que sentir celos de un grupo de vacas, sería precisamente de éstas. Las vacas de Kobe viven en Hawaii. Disfrutan de un clima perfecto y soleado, comen el pasto más sano y sabroso, cultivado en suelo volcánico rico en nutrientes, respiran aire fresco de isla, tienen una hermosa vista del océano y disponen de mucho tiempo para socializar y reflexionar en paz. Viven una vida de ensueño. ¿Hay que sorprenderse de que tengan tan buen sabor? Usted mismo tendría buen sabor si pudiera darse esa vida.

En conclusión, estas vacas aportan a quienes comen su carne exactamente lo mismo que se les facilitó a ellas: vida, armonía, alimentación y nutrición. Por supuesto, cuando comparamos esto con la horrorosa existencia de los animales criados en granjas se echa a ver por qué los expertos obtienen resultados tan diferentes y extraen tantas conclusiones contradictorias sobre las relativas ventajas para la salud de consumir carne.

Los resultados varían porque la calidad de la carne varía. Por eso algunos expertos aprueban el consumo de carne mientras que otros concluyen lo contrario.[3] A mi juicio, las investigaciones más respetables demuestran que los países que presentan un alto consumo per cápita de productos comerciales de carne, junto con un exceso de carbohidratos refinados, grasas hidrogenadas y aceites vegetales de baja calidad tienen la mayor incidencia de cáncer relacionado con la ingestión de carne, mientras que en las sociedades tradicionales en las que no se consume azúcar, productos de harina blanca ni aceites de baja calidad y sí se consumen carnes de alta calidad, no existe ningún vínculo entre el cáncer y la ingestión de carne.[4] ¿Se da cuenta de las implicaciones?

## Semana 2: Su tarea principal

La semana 2 es su oportunidad de hacer lo mejor que pueda para eliminar de su casa los productos alimenticios de baja calidad, producidos en masa y sin inspiración y sustituirlos con equivalentes de alta calidad. Es el momento de concentrarse en alimentos que sean frescos o hechos en casa, orgánicos, producidos localmente y de la mejor calidad que usted pueda encontrar, teniendo en cuenta los factores que lo puedan limitar, como el tiempo, la conveniencia, el dinero o la disponibilidad. Durante este tiempo, olvide su necesidad de saber exactamente qué alimentos consumir y en qué cantidades.

Su tarea principal en la semana 2 es, entonces: dondequiera que coma y sea cual sea el alimento que consuma, asegúrese de que éste sea de calidad al menos en un 80 por ciento de las ocasiones. Esto le garantiza recibir los nutrientes que necesita para gozar de buena salud y eliminar al mismo tiempo las sustancias tóxicas que contaminan la cadena alimenticia y suprimen el poder del metabolismo. Piense en la semana 2 como un nuevo comienzo en lo que respecta a su manera de valorar la nutrición de su cuerpo. Celebre esta nueva oportunidad sabiendo que sentará una nueva pauta en cuanto a su manera de reconocer el milagro del sustento que nos conecta a todos. Diga adiós a los alimentos que no reflejan la calidad, gusto y vitalidad que usted merece y dé la bienvenida a los alimentos que sí los reflejan. Esto no significa que nunca más podrá comer una golosina hecha con productos refinados. Significa simplemente que su dieta en general va por el camino de la calidad, que usted ha optado por traer un nivel más elevado de alimentación al santuario de su hogar y que cualquier cosa que se aparte de la calidad ha de ser la excepción y no la regla.

Seamos realistas. La mayoría de nosotros no vamos a comer siempre alimentos considerados "sanos". En algún momento comeremos tarta, galletas, pastas y otras comidas chatarra. En algún momento tomaremos bebidas alcohólicas. Que así sea. Es mejor reconocer que esto es parte de nuestro programa de nutrición en lugar de fingir que no lo es. Hagámoslo de esa forma intermedia, que es la forma honesta y, para muchas personas, la forma práctica. Y en la época en que vivimos, bien pudiera ser la forma más sana. De veras. Así que no malgaste su energía tratando de portarse como un santo para luego tratarse como un demonio cuando inevitablemente no alcance la santidad. Si al menos el 80 por ciento de los alimentos que usted ingiere son de alta calidad, le irá bien. Si logra algo mejor que eso, considérelo una recompensa extra.

## Ejercicio: Compras de calidad

Durante la semana 2, averigüe dónde se encuentran los supermercados naturales o cooperativas de alimentos mejor surtidos de su zona. Algunas de las cadenas más conocidas en Estados Unidos son Wild Oats, Whole Foods, Wild by Nature y Trader Joe's. Muchas de estas tiendas tienen una sección de alimentos naturales frescos, concebida para los que no tenemos mucho tiempo para cocinar.

Dedique varias horas a recorrer la tienda. Explore, lea las etiquetas, haga preguntas y vea cuáles alimentos le atraen la atención. Haga todo lo posible por escoger alimentos orgánicos.

Si tiene hijos pequeños, llévelos de compra con usted e inclúyalos en el proceso. Explíqueles que su nutricionista dijo que si querían crecer y ser fuertes o tener buena piel y cabello lustroso, deberían comer alimentos de buena calidad. Déles opciones de la sección de golosinas o de comidas preparadas y permítales participar en la definición de su nuevo estilo de vida.

Además, busque los mejores lugares donde comprar carnes de buena calidad, pescado fresco, pan de harina integral o de masa fermentada recién hecho y vegetales y hortalizas orgánicos cultivados en su zona. Establezca un calendario de compras de alimentos que le garantice tener en casa durante toda la semana suficiente comida sana y de alta calidad. En otras palabras, no deje que las compras se conviertan en una actividad fortuita. Priorícelas y haga de ellas un ritual especial.

Recuerde, usted está tratando de cambiar a las opciones de mayor calidad de los alimentos que de todos modos va a consumir. Si tiene que comer papas fritas, compre una variedad orgánica que sea hecha al horno, con aceite de oliva. Si va a tomar café, que sea orgánico y sin edulcorantes artificiales. Si no tiene modo de evitar los bagels, compre los más frescos. Si toma jugos, prepárelos usted mismo, compre una máquina para hacerlos o cómprelos hechos, pero de marcas orgánicas, especialmente para sus hijos. Si va a usar alimentos enlatados o congelados, use marcas orgánicas. Todo es cuestión de hacer las mejores elecciones posibles dentro de las elecciones que de todas formas hará. Aplique esta filosofía a todo lo que coma y verá cómo adelanta en la curva nutricional de la salud.

## *Pero, por favor, dígame no más lo que tengo que comer*

Como se habrá dado cuenta, éste es un programa de dieta que no le dice exactamente qué alimentos comer ni en qué cantidades. Éste es el mayor favor que le puedo hacer como nutricionista. Darle a usted la potestad de tener una relación más profunda con los alimentos y con la inteligencia propia de su organismo es el camino más seguro para llevar su metabolismo al más alto nivel.

Si usted insiste absolutamente en que tiene que saber la respuesta precisa y eternamente correcta a la pregunta de "¿Qué debo comer?", sólo tengo un consejo importante que darle: no se preocupe más por eso. Mantenga la cordura. La búsqueda de la dieta perfecta que nos hará perennemente felices, saludables y glamorosos ha creado algunas cargas pesadas que ya no necesitamos arrastrar. Muchas personas pasan de una dieta a otra y de un experto a otro sintiéndose a menudo víctimas de los mensajes conflictivos que transmiten nuestros gurúes de los alimentos y sin la menor idea de lo que deben hacer. Es hora de conocer el terreno.

El campo de la nutrición es una tierra poco explorada. Es como el Lejano Oeste, ni más ni menos. Muchas de las afirmaciones que valoramos los expertos mantienen su validez por muy poco tiempo y rápidamente quedan reemplazadas por algo más interesante y novedoso. Esto se debe a que la ciencia de la alimentación siempre está cambiando, al igual que cambiamos usted y yo. Todavía estamos descubriendo quiénes somos y qué nos sostiene. Quizá siempre será así.

Por lo tanto, en lugar de sentirnos desalentados por la infinita cantidad de información de nutrición conflictiva y difícil de seguir que nos proponen los expertos, es mejor relajarse y buscar un término medio. Que la calidad sea su guía más confiable. Efectivamente, hay ciertos tipos de alimentos en ciertas cantidades que son lo mejor y lo más beneficioso que se puede comer. Pero esa información no se encuentra en ningún libro ni la revela ningún experto. Se encuentra dentro de usted. Es una forma de sintonización interna que requiere práctica y se logra con el tiempo. A eso se refiere este programa.

En el próximo capítulo aprenderá más sobre cómo descubrir los alimentos y las cantidades que son adecuados para usted. De momento, la nutrición de calidad es su primer y más importante paso. La elevación de la calidad de los alimentos es la mejora nutricional más práctica e infalible que puede realizar. Y tiene repercusiones hermosas y de largo alcance. Porque la salud no es una cuestión individual relacionada única-mente con su metabolismo. Se extiende más allá del cuerpo y llega hasta donde alcanza la vista y más aún. Descuidar al planeta, su suelo y la red de alimentos y no tener la cortesía de compartir nuestra comida con otras personas en el planeta tiene consecuencias patológicas que quedan regis-tradas en nuestros alimentos en forma de energía e información y vuelven directamente a nosotros.

Donde las dan las toman. Esto no es un concepto imaginario sino una realidad literal de la nutrición. Usted obtendrá lo que quiera que un alimento le dé, siempre que esos dones hayan sido concedidos al propio alimento. Quizás éste sea el más grande secreto nutricional de nuestros tiempos.

##  Lecciones clave

- Comer alimentos de calidad es quizás la estrategia más útil e infalible que podemos elegir.

- El consumo de alimentos de mayor calidad supone un mayor valor nutricional. Cuando comemos constantemente alimentos de baja calidad, el cerebro registra un déficit de nutrientes y nos envía la señal de comer más.

- Muchas personas que creen tener problemas de fuerza de voluntad están sufriendo en realidad un déficit de alimentos ricos en nutrientes.

- Coma lo que coma, escoja la versión de mayor calidad de ese alimento.

- Ante todo, los alimentos son energía e información.

- Cada experiencia en la historia de un alimento está registrada dentro de éste como energía e información. Éste es un importante factor que determina su valor nutricional.

## Más consejos para comer
## y vivir con calidad

Al comenzar la semana, enumere en su diario todo lo que podría interponerse a su intención de incluir alimentos de calidad en su vida: "No me alcanza el tiempo", "Es demasiado caro", "Mi esposo/a [o mi novio/a, o mis hijos] no lo aceptará(n)", "No sé dónde comprar esos alimentos", "El sabor de la comida no será el mismo".

Luego dedíquese, de forma metódica y creativa, a descubrir maneras de sortear estas preocupaciones. Tome nota de todos los restaurantes de calidad y establecimientos de venta de comida hecha para llevar, también de calidad, que estén cerca de su casa y de su trabajo. Si le gusta la comida japonesa, ¿quién tiene la mejor y más fresca? ¿Y la comida mexicana? ¿La comida china? ¿Quién tiene las mejores ensaladas? ¿Las mejores sopas caseras? Si va a comer pizza, busque la mejor pizzería de la ciudad. Si hace que le traigan la comida al trabajo, propóngase escoger los mejores proveedores en cuanto a calidad y frescura.

La calidad también cuenta cuando se trata de agua. Compre un filtro de agua para su cocina y use el agua filtrada para tomar y para cocinar.

Casi cualquier cosa que se coloque sobre la piel termina por penetrar en el organismo. Por eso le recomiendo que use productos de cuidado de la piel que casi se puedan comer. Estudie la posibilidad de cambiar los siguientes productos a versiones naturales y más inocuas para el medio ambiente: jabón, champú, acondicionador, humectantes, cosméticos, desodorante, gel de afeitar, pasta dental y enjuagues bucales. Los mejores lugares para conseguir marcas naturales son las tiendas naturistas o las cooperativas de alimentos.

Los productos domésticos de calidad también benefician la salud y reducen la carga tóxica a la que se han visto sometidos los seres humanos en los últimos cien años. En la medida de sus posibilidades, sustituya el detergente para vajilla, todas las sustancias limpiadoras, los detergentes para ropa, la lejía, los limpiadores de cañerías y otros productos similares con variantes más inocuas para el medio ambiente. Una vez más, los lugares perfectos para conseguir estos productos son las tiendas naturistas o las cooperativas de alimentos.

## SEMANA 3

# El poder metabólico de la conciencia

*La conciencia cura.*

Fritz Perls

Una de las revelaciones científicas más insólitas de los últimos cien años es la demostración matemática de que el acto de observar cualquier fenómeno en el universo (sea el vuelo de un pájaro o la rotación de un planeta) ejerce una influencia directa sobre ese fenómeno. Según las leyes de la física, influimos inevitablemente en el vuelo del pájaro o en la velocidad de rotación del planeta con sólo concentrar nuestra atención en ellos. Entonces, si tenemos el poder de desviar la órbita de un cuerpo celeste, no debería sorprender que la "vitamina A" (de "atención") también tenga un profundo impacto en el cuerpo humano.

¿Alguna vez se ha mirado en un espejo, le ha gustado lo que ve, y de pronto ha sentido que se eleva su estado de ánimo y aumenta su energía? Esto se debe a que la conciencia ha puesto en marcha la química del metabolismo. ¿Ha estado alguna vez en un entorno natural, apreciando la belleza del paisaje que lo rodea, y ha tenido una sensación de inmediata y profunda relajación? Esto también se debe a que la

72

conciencia ha activado la fisiología del cuerpo. ¿O se ha percatado alguna vez de que, cuando alguien lo está mirando, usted actúa y se expresa con mayor energía y atención? En ese caso, es la conciencia de otras personas la que tiene un efecto sobre la bioquímica de su organismo.

La conciencia es presencia. Es nuestra capacidad de prestar atención a lo que existe, de experimentar lo que está haciendo la vida en el momento presente. Y cuando ponemos conciencia o atención en nuestra experiencia de comer, aquélla se convierte en una extraordinaria fuerza metabólica.

## La digestión comienza en la mente

El poder de la conciencia como catalizador de la asimilación de nutrientes, la digestión y la capacidad de quemar calorías encuentra su mejor ejemplo en un fenómeno que los científicos denominan "respuesta digestiva de la fase cefálica". "Cefálica" significa "de la cabeza". La respuesta digestiva de la fase cefálica es simplemente un término complicado para referirse a los placeres del sabor, el aroma, la satisfacción y el estímulo visual de una comida. En otras palabras, es la fase de la digestión que ocurre en la cabeza. Lo sorprendente es que los investigadores han calculado que hasta el 30 ó 40 por ciento del total de la respuesta digestiva ante cualquier comida se debe a la respuesta digestiva de la fase cefálica, o sea, a nuestra conciencia plena de lo que estamos comiendo.[1]

¿Puede recordar un momento en que, al ver su comida favorita, la boca comenzó a hacérsele agua o el estómago le empezó a crujir? Ésa es la respuesta digestiva de la fase cefálica. La digestión comienza literalmente en la cabeza cuando los receptores químicos y mecánicos situados en la lengua y en las cavidades oral y nasal son estimulados al oler la comida, saborearla, masticarla y percatarse de ella. La plena conciencia de nuestra comida da inicio a la secreción de saliva, ácidos gástricos, enzimas y neuropéptidos vinculados con los intestinos, y estimula la producción de toda la gama de enzimas pancreáticas, con inclusión de la tripsina, la quimotripsina, la amilasa pancreática y la lipasa. Además, hace que la sangre fluya hacia los órganos digestivos, que el estómago y los intestinos se contraigan rítmicamente y que se modifiquen las concentraciones de electrolitos a lo largo del tracto digestivo se adapten para recibir los alimentos.

### La conciencia es metabolismo.

Saquemos cuentas. Si los científicos dicen que entre el 30 y el 40 por ciento de nuestra respuesta digestiva total a cualquier alimento se debe a la respuesta digestiva de la fase cefálica, y si decidimos no prestar atención a nuestra comida, o sea, "quedarnos dormidos frente al plato" y no registramos ninguna sensación de sabor, olor, satisfacción o interés visual, estaremos metabolizando nuestra comida a sólo un 60 a 70 por ciento de eficiencia.

La falta de atención se traduce en una reducción del flujo sanguíneo a los órganos digestivos, lo que, como hemos visto, entraña una menor oxigenación y, por lo tanto, debilita la fuerza metabólica. Al tener una menor producción de enzimas en los intestinos nos volvemos susceptibles a problemas digestivos, trastornos intestinales, inmunidad reducida y fatiga.

¿Está comenzando a ver por qué comer como un sonámbulo es una decisión incorrecta desde el punto de vista nutricional?

## Cuando coma, coma

A continuación describo la esencia de algunas de mis investigaciones favoritas que ilustran el poder nutricional de la conciencia.

El primer caso se refiere a un fenómeno llamado "audición dicotómica".[2] Se pide a los sujetos del experimento que se concentren mientras dos personas hablan simultáneamente: una persona le habla por el oído izquierdo sobre viajes espaciales intergalácticos mientras que la otra le habla por el oído derecho sobre las ventajas de la planificación financiera. Si usted ha tenido la experiencia de escuchar a una persona por teléfono mientras alguien cerca de usted en la cocina comienza a hablarle como si existiera la capacidad sobrehumana de participar en dos conversaciones al mismo tiempo, ya sabe cómo es la situación.

Mientras estaban relajados, los sujetos del experimento consumieron agua mineral. Se midió la absorción en el intestino delgado de dos sustancias: sodio y cloro. Las asimilaron al 100 por ciento. Cuando las mismas personas se vieron expuestas a la audición dicotómica y luego se les dio a beber el agua mineral, mostraron un total bloqueo de la absorción de sodio y cloro que les duró hasta una hora después. En otras palabras, tuvieron 0 por ciento de absorción. El sencillo acto de prestar atención a dos estímulos al mismo tiempo alteró decisivamente su metabolismo.

En un estudio realizado en Italia sobre la digestión y el estímulo mental[3], se mostró un cortometraje a estudiantes universitarios. Valiéndose de la electrogastrografía, los investigadores podían determinar la actividad digestiva de cada estudiante antes de ver el cortometraje y durante éste. Al darles una merienda antes de la película, se les estimulaban las contracciones digestivas normales. Pero al consumir una merienda durante la película, presentaron índices inferiores de electrogastrografía. O sea, la motilidad intestinal disminuía, lo que se traducía en una menor producción de enzimas y una digestión ineficiente. Al reducirse la motilidad intestinal, los alimentos se demoran más en salir del cuerpo, lo cual puede dar lugar a la autotoxicidad: la producción de sustancias irritantes y venenosas que se liberan en el torrente sanguíneo.

Entonces, si ver una película o escuchar a varias personas a la vez puede ir en detrimento de su metabolismo, ¿qué cree usted que pasa cuando come mientras ve la televisión? ¿O cuando come mientras conduce? ¿O cuando come mientras trabaja en su escritorio? Metabolizar una comida es como asimilar una conversación. Si uno está hablando con un amigo y éste no presta atención, uno queda con la sensación de que el intercambio fue incompleto y con el deseo de continuarlo. En el mejor de los casos, la esencia de su conversación se habría asimilado mínimamente. Lo mismo ocurre con los alimentos.

## A más conciencia, menos apetito

¿Alguna vez ha tenido la experiencia de consumir una comida abundante, sin prestarle mucha atención y, después de terminar, darse cuenta de que siente el estómago lleno pero la boca aún le pide más? ¿Alguna vez se ha preguntado por qué el organismo habría de comportarse de una forma tan extraña y darle este mensaje ambivalente?

Pues bien, la respuesta digestiva de la fase cefálica no es únicamente una respuesta; es todo un requisito nutricional. El cerebro tiene que experimentar sabor, placer, aroma y satisfacción para poder evaluar adecuadamente la comida y catalizar al máximo la eficiencia de la fuerza digestiva. Cuando comemos demasiado rápido o no nos percatamos de lo que estamos comiendo, el cerebro interpreta esta experiencia soslayada como hambre. No es suficientemente sensible como para decirnos: "Devoraste el desayuno, almorzaste como un maniático y tragaste la merienda como una bestia hambrienta. Ya no necesitas más comida". El cerebro simplemente dice: "No recuerdo haber comido nada. No sentí ninguna satisfacción. Nada pasó. Tengo hambre".

Y por eso buscamos más comida.

Por eso alrededor de nueve de cada diez personas con quienes he hablado y que dicen tener problemas de sobreingesta, en realidad tienen otro problema. Lo que les pasa es que no comen cuando comen. No prestan mucha atención a sus comidas, por lo que no logran satisfacer su requisito de la respuesta digestiva de la fase cefálica, lo cual los hace seguir deseando comida. Lo irónico del caso es que las personas que entran en esta categoría piensan que tienen problemas de voluntad. Pero no es así. De hecho, la falta de voluntad no es más que un elemento de menor importancia en su comer excesivo. Las empresas farmacéuticas invierten millones de dólares en la investigación y desarrollo de nuevos compuestos para suprimir el apetito y muchas personas hacen un gran esfuerzo por controlar su deseo de comer, todo lo cual constituye un monumental despilfarro de energía. Así que, si usted se ha castigado porque cree que no tiene suficiente fuerza de voluntad, ya es hora de que deje de maltratarse.

Dicho en términos sencillos, mientras menos atención preste usted en la mesa, más necesitará comer y más aumentará de peso.

Así queda claro que nuestro apetito está diseñado genéticamente para satisfacerse, no para suprimirse. ¿Qué tal si abandonamos una guerra que nunca se podrá ganar (la guerra contra la necesidad de comer) y alcanzamos una victoria metabólica al hacer lo contrario de lo que nos han enseñado? Proporcione a su cuerpo y alma exactamente lo que éstos quieren, una experiencia de comer que sea abundante en atención y conciencia, y nunca tendrá que luchar contra sí mismo.

## Quizás sus pensamientos lo engordan

¿Alguna vez ha oído a alguien decir: "Yo aumento de peso con sólo pensar en la comida"? Sorprendentemente, es muy posible que esto sea cierto. Los científicos han descrito un componente interesante de la respuesta digestiva de la fase cefálica, que denominan respuesta de insulina de la fase cefálica. Como hemos visto, la insulina es una hormona que producimos para ayudar a metabolizar los carbohidratos o azúcares contenidos en nuestros alimentos. Cuando consumimos alimentos como pastas, pan, magdalenas, galletas dulces, tarta, cereales, galletas saladas, jugos o caramelos, el cuerpo produce insulina de inmediato. La insulina también tiene otra función interesante. En cantidades excesivas, envía al cuerpo la señal de almacenar grasa y de inhibir el crecimiento muscular.

La respuesta de insulina de la fase cefálica es un fenómeno mensurable según el cual el cuerpo produce insulina de sólo mirar un pedazo de tarta o fantasear sobre un cuenco de pasta. La digestión de los carbohidratos comienza literalmente en la mente. Es la forma que tiene el cuerpo de prepararse para digerir los alimentos antes de que éstos toquen siquiera su boca.[4]

Pensemos entonces en la persona típica sometida a dieta que se niega a sí misma la posibilidad de consumir alimentos nutritivos o satisfactorios, que no cumple su requisito de la respuesta digestiva de la fase cefálica y que, por lo tanto, fantasea constantemente sobre alimentos prohibidos, como los postres y golosinas. Esa persona se mantendrá en una constante respuesta de insulina de la fase cefálica, por lo que producirá insulina aunque no haya carbohidratos ni azúcar que procesar. Eso significa que los niveles de insulina serán artificialmente altos y que la insulina simplemente estará presente sin tener nada que hacer. Automáticamente, esta sustancia química desempeñará su función secundaria, que es la de almacenar grasa e inhibir el crecimiento muscular. Si añadimos a esto el estrés de ponerse a dieta y negarse a uno mismo alimentos y satisfacciones, veremos cómo se produce más cortisol, otra hormona que contribuye al almacenamiento de grasas. Así que, al fantasear constantemente sobre alimentos ricos en carbohidratos y llevar una vida estresante, la persona a dieta habrá puesto en su lugar las piezas precisas del rompecabezas para la elevación crónica de la insulina y el cortisol, los precursores del aumento de peso "no calórico".

La idea no es dejar de fantasear sobre barquillos y helados. La idea es comerlos, ser conscientes de que uno los está comiendo, obtener la satisfacción (respuesta digestiva de la fase cefálica) que exige el cerebro y pasar a continuación a otra experiencia vital. Si uno obtiene lo que quiere, no necesitará estar pensando constantemente en lo que no tiene. Es así de sencillo.

Para muchas personas, la satisfacción es un concepto radical. Se nos ha condicionado a creer que para perder peso es necesario privarnos de alimentos, negarnos placer y librar una batalla contra nuestro apetito con todo el arsenal que tengamos a nuestra disposición. Sin embargo, al luchar contra la biología del cuerpo, creamos precisamente la misma condición que tan francamente batallamos por evitar. Estar presentes y atentos cuando comemos, en lugar de estar ausentes, estimula el metabolismo y satisface la necesidad innata del cuerpo de nutrirse.

## A más conciencia, menos peso

Lisa, abogada de 37 años de una firma bancaria, acudió a mí para bajar de peso. En su calidad de mujer soltera, su trabajo era su vida, y le dedicaba largas horas. Lisa era vivaracha y extrovertida pero, como me confesó, las ocho libras que había aumentado hacía unos años la tenían al borde de la locura. Quería enamorarse y comenzar una familia, pero su exceso de peso constituía para ella un obstáculo inaceptable.

Lisa se sentía frustrada porque, aunque al parecer estaba haciendo todo lo correcto para bajar de peso, no había perdido ni una libra en dos años. Su dieta consistía en lo siguiente: tomaba una taza de café por la mañana y no desayunaba nada más, o tomaba un yogur cuando ya estaba a punto de salir. También dejaba de almorzar varias veces por semana; en las pocas ocasiones en que almorzaba, tomaba una ensalada pequeña o la mitad de un emparedado de pavo. Hacia las tres de la tarde ya estaba hambrienta y, a menudo, con dolor de cabeza. En ese momento comía unas frituras, galletas dulces o caramelos y un refresco de dieta. Terminaba de trabajar alrededor de las siete de la noche, hacía ejercicios intensos en el gimnasio durante una hora y venía a cenar a alrededor de las 8:30 o las nueve de la noche. Su cena normalmente consistía en un poco de comida china o italiana, que consumía frente a la televisión. Varias horas después volvía a sentir hambre y comía un poco de rositas de maíz, frituras o yogur congelado hasta la hora de ir a la cama.

De modo que, aunque Lisa consumía en total pocas calorías y se ejercitaba intensamente cada día, aún tenía ocho libras de exceso de peso. Le parecía que su cena y la merienda que comía después eran su único pecado, pero al llegar la noche tenía tanta hambre que no encontraba manera de comer menos. Pensó que quizás tenía un problema de fuerza de voluntad y que yo podría ayudarla con eso, que tal vez podría enseñarle algún truco de magia para quitarle el hambre después del trabajo.

Le pregunté a Lisa si comía rápidamente, moderadamente o lentamente. Su respuesta fue "muy rápido". Luego le pregunté si le gustaba la comida. Replicó con animación casi infantil que le encantaba. Como puede imaginarse, mi pregunta siguiente fue: "Si te gusta tanto la comida, ¿por qué no comes comida de verdad y le dedicas el tiempo debido? ¿Por qué, cada vez que comes, lo haces con premura? ¿Por qué engulles la comida frente a la televisión? ¿Por qué no te aseguras de que si algo realmente te da satisfacción, dure el tiempo necesario y puedas saborear completamente la experiencia?"

Le indiqué que, si bien sus elecciones de alimentos no eran las mejores, la raíz de su problema no estaba en la nutrición propiamente dicha sino en la conciencia. Lista "nunca estaba presente" cuando comía. Y esa falta de atención era lo que la hacía llevar una dieta muy insuficiente en cuanto a calidad. Ella pensaba que su problema era en la noche, cuando no podía dejar de comer. Sin embargo, su verdadero problema era durante el día. Al dejar de comer, consumir muy pocas calorías, privarse de micronutrientes (vitaminas, minerales) y macronutrientes (proteínas, grasas) y mantener una dieta aburrida, la propia Lisa estaba creando las condiciones para dar rienda suelta a la glotonería por las noches. En el desayuno y el almuerzo no satisfacía sus necesidades de la fase cefálica (sabor, placer y conciencia). Su cerebro estaba interpretando como hambre esta privación de nutrientes y de atención. Por último, en la noche, Lisa ya no podía seguir luchando contra el deseo natural e innato de comer. En ese momento, su "resistencia" cedía y las compuertas se abrían de par en par. Su cuerpo pedía a gritos cualquier alimento que paliara su falta de nutrientes.

¿Se da cuenta de cómo la intensa necesidad de Lisa de comer por las noches no era más que el intento de su organismo de compensar un desequilibrio anterior? Desafortunadamente, cuando ella hacía al fin una comida sustanciosa, la engullía a toda velocidad frente a la televisión, lo que volvía a producir falta de satisfacción de la fase cefálica y el deseo de otra "comida" más, o sea, una golosina tras otra, poco después de su cena.

El remedio que le propuse a Lisa fue que comiera todas las comidas y meriendas prestándoles atención. Que nunca más dejara de desayunar ni de almorzar. Que mejorara la calidad de lo que comía. Que tomara un desayuno y un almuerzo más contundentes, lo que significaba incluir proteínas y grasas de calidad, o sea, huevos, pescado, mantequillas de nueces, ensaladas con frijoles o tofu o carnes de calidad.

Que fuera más despacio. Que imaginara que la carrera había terminado y ya podía relajarse en la línea de meta. Que se olvidara de la televisión durante la cena. Que prendiera una vela, pusiera música, invitara a un amigo a comer con ella y se sintiera alimentada.

Lisa me miró como si le estuviera pidiendo que bailara desnuda frente a toda su familia. Pero entérese a continuación de lo que ella misma dijo acerca de lo que sucedió cuando siguió mis sugerencias.

"Pensé que mi peor problema sería comer más y disfrutarlo, porque no puedo evitar preocuparme por las calorías y los gramos de grasa. En realidad, lo que más me costó fue prestar atención a la comida. Me di cuenta de que tengo cierto déficit de atención cuando se trata de comer. Quería de veras que todo esto me diera resultado, porque definitivamente lo que estaba haciendo no funcionaba. No me tomó mucho tiempo descubrir, por primera vez, que podía encontrar dentro de mí, en relación con los alimentos, una calma que nunca antes me imaginé que existía."

Al comer con conciencia y satisfacer su digestión de la fase cefálica, Lisa dejó de tener tanta hambre a las tres de la tarde o después de la cena. No necesitaba más fuerza de voluntad; lo que necesitaba era prestar más atención. Al no privarse más de nutrientes ni hambrearse durante el día, Lisa vio cómo sus dolores de cabeza desaparecían rápidamente. Ahora consumía más calorías y más grasas sanas; y se sentía más feliz. En ocho semanas, Lisa bajó exactamente ocho libras. Seguir únicamente la estrategia de hacer cambios de nutrición nunca habría ayudado a Lisa a llegar adonde quería. La conciencia fue la clave de los resultados que obtuvo.

## El cerebro intestinal

Hasta ahora hemos hablado de la conciencia que se experimenta en el cerebro. Pero hay otro tipo de inteligencia que es una fuerza metabólica igualmente potente, y se encuentra en el vientre. ¿Alguna vez ha sentido que tiene "mariposas" en el estómago? ¿O un "nudo" en la garganta?

¿Alguna vez se ha dejado llevar por un fuerte e innegable "instinto visceral" sobre alguna situación o persona? Pocas personas dirían que tienen un "instinto articulatorio" o un "instinto renal", pero la expresión "instinto visceral" encuentra muchos equivalentes en muchas culturas del mundo como fuente de conocimiento intuitivo. Pues resulta que los "pensamientos" o instintos viscerales no son un concepto rebuscado sino un hecho fisiológico. Los científicos han descubierto que, en lugar de un solo cerebro, tenemos dos: el otro se encuentra en el tracto digestivo.

El cerebro de los intestinos, conocido como sistema nervioso entérico (SNE), se encuentra por debajo del revestimiento de la mucosa y entre las capas de músculos del esófago, el estómago y los intestinos delgado y grueso. El sistema nervioso entérico es una red densa y complicada de neuronas y sustancias neuroquímicas que perciben y controlan lo que sucede en el tracto digestivo y, extraordinariamente, pueden sentir lo que sucede en otras partes del cuerpo, incluido el cerebro, y responder ante ello. Sorprendentemente, cuando los científicos al fin contaron el número de células nerviosas en el cerebro intestinal, encontraron que contenía más de cien millones de neuronas, o sea, un número mayor que en la médula espinal.[5] Lo más fascinante es que los investigadores han observado un tráfico neural significativamente mayor del SNE al cerebro propiamente dicho que de éste al SNE.[6] En otras palabras, en lugar de hacer que la cabeza dicte al sistema digestivo qué comer y cómo metabolizarlo, el centro de mando se encuentra en el vientre.

Además de una amplia red de neuronas, todo el tracto digestivo está recubierto de células que producen y reciben diversos neuropéptidos y sustancias neuroquímicas, las mismas que antes pensábamos que sólo se encontraban en el cerebro. Entre ellas figuran la serotonina, la dopamina, la norepinefrina y el glutamato. Para sorprenderse más aún, muchas hormonas y sustancias químicas que antes se pensaba que sólo existían en los intestinos se encontraron activas posteriormente en el cerebro. Entre ellas figuraban: insulina, colecistoquinina, proteína intestinal vasoactiva, motilina, gastrina, somatostatina, hormona liberadora de tirotropina, neurotensina, secretina, sustancia P, glucagón y bombesina.[7]

El sistema nervioso entérico (el cerebro intestinal) y el sistema nervioso central (el cerebro propiamente dicho) comparten además otra fascinante similitud. En el estado de sueño, el cerebro propiamente dicho pasa por ciclos de 90 minutos de frecuencias de sueño de onda lenta, seguidas inmediatamente por la fase de movimiento ocular rápido (MOR, o REM en inglés), en la que se producen los sueños. El cerebro intestinal también pasa cada noche por un ciclo de 90 minutos de contracciones musculares de onda lenta seguido de breves arranques de rápidos movimientos musculares. ¿Será que los intestinos sueñan?

Otro descubrimiento interesante es que todo el tracto digestivo está recubierto con células especializadas que producen y reciben endorfinas y encefalinas, sustancias químicas que dan lugar a muchas sensaciones distintas, como la alegría, la satisfacción y la sensación de alivio de un dolor. La mayoría de las sensaciones digestivas de las que somos conscientes tienden a ser negativas, como el malestar y la incomodidad intestinales. No obstante, las cálidas sensaciones viscerales que a veces sentimos después de una comida satisfactoria o de un encuentro emocionante ocurren, en parte, cuando el sistema nervioso entérico emite sustancias químicas productoras de sensaciones de placer que son captadas por células distantes y cercanas.

Como muchos sabemos, los intestinos suelen servir como barómetro de nuestros estados emocionales y de estrés. Lo pueden confirmar las personas que sufren de úlcera péptica, síndrome de intestino irritable, acidez, malestares estomacales y otros trastornos. Por eso, cuando decimos que no tenemos "estómago" para soportar alguna situación o que algo nos "produce náuseas", estamos expresando sensaciones psicofisiológicas de la vida real que provienen del sistema nervioso entérico, o sea, del cerebro intestinal. Quizás a esto se debe que los intestinos produzcan en abundancia un tipo de sustancias químicas conocidas como benzodiazepinas. Estas sustancias psicoactivas son los ingredientes activos de medicamentos como el Valium y el Xanax.[8] Así es, sus intestinos producen naturalmente estas sustancias, en su forma química exacta, sin necesidad de receta médica y sin ningún costo extra.

En Japón se considera que la parte media del torso es el foco de la sabiduría y de nuestro centro de gravedad, tanto físico como espiritual. Este lugar de máximo equilibrio, conocido como el *hara,* se encuentra en torno a un punto situado justo por debajo del ombligo. Los japoneses se refieren literalmente al *hara* como su sitio de pensamientos superiores, del mismo modo que los occidentales señalaríamos la cabeza como el lugar donde se encuentra el "mando central". En otras palabras, cuando los occidentales decimos "Lo sé" en tono convincente, señalamos a la cabeza con el dedo. Cuando los japoneses dicen "Lo sé", señalan a la barriga. Los japoneses acceden así, en parte, al potencial neuroquímico del cerebro intestinal. Los occidentales expresamos esta idea en un grado distinto cuando decimos "Tienes estómago". No elogiaríamos el valor de otros diciendo que "tienen riñón", o que "tienen bazo".

Lo que todo esto significa es que portamos una inmensa capacidad cerebral en el vientre, y que esa capacidad es subutilizada en la mayoría de los casos. Seguramente habrá oído decir que usamos menos del 10 por ciento de nuestra capacidad cerebral. Pues bien, lo mismo se aplica a nuestro uso del potencial del cerebro intestinal.

Así que, si usted piensa que tiene problemas porque su cerebro no es capaz de procesar toda la información contradictoria sobre la dieta con que nos bombardean los medios de información y los expertos, piense otra vez. En realidad no tiene ese problema. Su cerebro no está equipado para procesar toda esa información por sí mismo. No está diseñado para concebir una dieta "de alto contenido informativo". En lo que se refiere a los alimentos, estamos diseñados fisiológicamente para escuchar lo que diga el cerebro intestinal. El otro cerebro sólo desempeña un papel secundario en ese caso.

Nunca verá a un león confundido y ansioso por no saber qué cena sería más nutritiva, si cebra o búfalo, o si debería evitar comer hipopótamo debido a su alto contenido de grasa. Los animales saben instintivamente qué comer. Nosotros también lo sabemos. Simplemente no nos damos cuenta de que lo sabemos.

Normalmente cuando las personas deciden concentrarse en el vientre, es porque desean reducirlo o fortalecerlo. Pero empecemos por ordenar nuestras prioridades. Haga que su vientre sea más inteligente antes de hacer que sea más fuerte. Mientras menos inteligentes sean sus intestinos, más difícil les resultará encontrar su tono adecuado. Los músculos bien definidos son músculos inteligentes. La obsesión que tienen los estadounidenses con fortalecer el abdomen es un deseo mal orientado de usar de forma más eficiente la sabiduría de la parte media del torso. Al tener "estómago" para confiar en nuestra capacidad de acceder a los conocimientos de los intestinos, se esfuman los temores alimentados por el ego y se revela nuestro verdadero respeto por nosotros mismos.

## Semana 3: Su tarea principal

Esta semana es su oportunidad de cosechar las recompensas metabólicas de la atención. Su tarea principal será estar presente ante los alimentos y acceder al sistema nervioso entérico, que es el núcleo de su sabiduría intestinal. Aprenderá a usar la conciencia relajada y el cerebro intestinal para ayudarlo a determinar qué alimentos comer y en qué cantidades.

### Ejercicio: Manténgase despierto al plato

Éste será su ejercicio más importante en la semana: en cada comida y cada merienda, opte por estar presente.

Fíjese en su comida. Mírela, tóquela y saboréela con presencia. Establezca una conexión con ella. Manténgase alerta a su entorno. Absorba todos los nutrientes de su comida: los colores y texturas, las personas con quienes está comiendo y sus conversaciones, todo el ambiente y los matices de la experiencia de comer. Si en esas ocasiones se pone a pensar en el pasado o a tramar sobre el futuro, deje de hacerlo. Si está pensando en fantasías, regrese a la Tierra y trate bien a su comida. Manténgase apaciblemente alerta coma lo que coma, coma donde coma o coma con quien coma. Fíjese en las ocasiones en que se pone en piloto automático mientras come. En esos momentos, simplemente recuérdese a sí mismo que debe despertar.

Incluso si está comiendo algún alimento "prohibido" o un montón de helado, debe de todas formas prestar atención a lo que come. Esto es porque, mientras más presente esté en esos momentos y mientras más saboree la experiencia, más pronto satisfará su requisito de la respuesta digestiva de la fase cefálica y menos necesitará comer. Si acostumbra a ver televisión o leer mientras come, pruebe a pasar la semana sin mirar la tele ni leer la prensa y fíjese en la diferencia en su cuerpo. Si constantemente come con prisa, siéntese con calma a pasar un rato con su comida. Espero que la idea de prestar atención no le parezca una molesta estrategia dietética ni una forma de limitación ni castigo. Le hace bien. Da satisfacción personal. Es más, inspira al metabolismo.

Durante esta semana sería conveniente que se preguntara a sí mismo: "¿Por qué no habría de prestar atención? ¿Qué es lo que me impele a comer de forma inconsciente?" A veces optamos por no estar presentes porque queremos escapar de la realidad; por ejemplo, de una sensación o acontecimiento que nos resultan incómodos. No obstante, en la mayoría de los casos, comer sin prestar atención es un hábito que hemos adquirido de una cultura enamorada de la velocidad. Lo más probable es que, después de experimentar durante una semana prestando atención a la comida, creará un nuevo hábito. Se recordará naturalmente a sí mismo que debe mantenerse "despierto al plato".

## Ejercicio: Inventario de sabiduría intestinal

A medida que envejecemos, el cerebro se vuelve de hecho más inteligente. Ha acumulado más experiencias vitales, información y sabiduría de las que valerse. Lo mismo sucede con el cerebro intestinal. A lo largo de los años su cerebro intestinal acumula una inmensa cantidad de datos sobre lo que funciona y lo que no funciona. Conoce sus necesidades de nutrientes y de alimentos. Entiende lo que le da y lo que le quita energía. Identifica los ingredientes a los que usted es sensible y alérgico. Recuerda hasta qué punto usted puede consumir alimentos de baja calidad. Se da cuenta de lo que es excesivo. Determina la cantidad de alcohol, azúcar y cafeína que usted puede consumir adecuadamente. Ha tomado nota de cada comida que le ha sentado bien y de las que no le han sentado bien. El cerebro intestinal es su propio experto en nutrición.

Teniendo esto en cuenta, haga un inventario de todas las lecciones importantes y pertinentes que su cerebro intestinal ha aprendido acerca de la comida y de la nutrición a lo largo de su vida. Sea específico y haga que su lista sea lo más completa posible. ¿Qué alimentos le hacen sentir mejor? ¿Qué alimentos lo deprimen? ¿Hay algún alimento que antes le sentaba bien pero que ahora le resulta difícil de tolerar? ¿Hay alimentos "prohibidos" sin los que usted simplemente no puede vivir? ¿Qué horas del día son las mejores para que usted coma? ¿Qué combinaciones de alimentos le producen trastornos digestivos? ¿Qué alimentos usted sabe que su cuerpo necesita en mayores cantidades? Considere que este ejercicio es como escribir el manual de instrucciones de nutrición de su organismo.

Al pensar en lo que debe incluir, respire profundamente con el abdomen. Relaje su mente y pida a sus intestinos que sean ellos quienes hablen. Haga que su cerebro intestinal se exprese y reconozca la sabiduría de la experiencia acumulada durante toda su vida.

Cuando haya terminado, relea y absorba la sabiduría e información que se ha revelado a usted mismo. ¿Hay algún detalle destacado? ¿Encuentra alguna nueva revelación sobre su ser y su metabolismo? ¿Alguna verdad particular sobre la nutrición de su organismo que usted necesitaría recordar más a menudo?

El primer paso práctico necesario para aprovechar la inteligencia del sistema nervioso entérico consiste en respirar con el abdomen. En la tradición yoga hay un dicho que ha ayudado a los practicantes de yoga a llegar a niveles cada vez más altos de dominio del cuerpo: "Adonde va a la atención, fluye la energía". Las décadas de investigación en materia de retroalimentación biológica han demostrado definitivamente este

## Acceda a la sabiduría intestinal

Un multimillonario japonés declaró una vez que seguía una simple fórmula para obtener el éxito. Antes de llevar adelante cualquier convenio o proyecto, primero "lo traga" para ver cómo le hace digestión. Si lo que "traga" se metaboliza adecuadamente, cierra el trato. Pero, ante el menor atisbo de indigestión, pone fin a las negociaciones. Es posible que a usted y a mí esto nos parezca una manera supersticiosa de llevar los negocios, pero es un ejemplo revelador de cómo se puede aprovechar la genialidad del sistema nervioso entérico.

Aprender a usar su cerebro intestinal no se diferencia en nada de descubrir nuevas maneras de aprovechar la capacidad innata de su cerebro real. Requiere tiempo, concentración y un poco de tanteo. Para muchos de nosotros, los males como la indigestión, la hinchazón, la acidez y los gases no son tanto problemas digestivos como problemas de conciencia, o sea, una falta de atención a la constante retroinformación que podemos recibir del sistema nervioso entérico.

Es hora de aprovechar plenamente nuestras distintas formas de inteligencia cuando se trata de nutrición y salud. La clave para acceder a la abundante inteligencia del sistema nervioso entérico es el respeto. Dé cabida a la posibilidad de que su cerebro intestinal sea un asesor confiable. Respete el diseño cósmico que usted trae incorporado, el "sabio" que lleva dentro de sí, para que éste le enseñe cómo absorber y asimilar el mundo. Sosiéguese y preste atención a los mensajes que le esperan, a la genialidad que brota del núcleo de su ser.

axioma pues, cuando nos concentramos en casi cualquier área del cuerpo podemos aumentar la circulación sanguínea, alterar el potencial bioeléctrico e influir en la secreción de numerosas sustancias bioquímicas. La respiración con el abdomen hace que éste absorba más oxígeno y activa el sistema nervioso entérico. Hace que los intestinos funcionen más inteligentemente. Piense en esto: el déficit de oxígeno puede ocasionar daños en el cerebro propiamente dicho, mientras que el oxígeno en grandes cantidades hace que mejoren la memoria, el rendimiento y la creatividad. Lo mismo se aplica al cerebro intestinal. Si priva de oxígeno al sistema nervioso entérico, éste se pone perezoso. Entonces pide más alimentos para poder registrar las sensaciones de placer, satisfacción y llenura. Si hace que el abdomen se llene de oxígeno, hace que el cerebro intestinal se mantenga activo y alerta.

Una vez que se haya centrado en la respiración, el paso siguiente es sencillo: pida consejos al cerebro intestinal. Pregunte en silencio al sistema nervioso entérico: "¿Este alimento que quiero comer me hará bien en este momento?" o "¿Qué alimento sería mejor para mi organismo en este momento?" o "¿En qué cantidad me sentará mejor este alimento?" Haga que su mente se mantenga en silencio y permita que las respuestas provengan de la reveladora fuente de sus intestinos. Algunas personas describen leves sensaciones intuitivas que les informan si deben escoger o no un alimento particular. Otros reciben una retroinformación clara e inconfundible de su sistema nervioso entérico que les parece una rotunda respuesta afirmativa o negativa. Antes de "engullir" efectivamente una comida o escoger un alimento, tráguelo simbólicamente y observe los resultados. Fíjese en qué tipo de sensación visceral le sobreviene.

Si le preocupa la posibilidad de que, al preguntarle a su sistema nervioso entérico qué comer, éste le dé una respuesta equivocada, despreocúpese. Usted se ha equivocado más de una vez en su vida y no ha pasado nada. Esto es un entrenamiento. Quizás usted piense: "Pero, ¿qué tal si le pregunto a mi cerebro intestinal y me dice que coma mucho chocolate?" En tales casos, sería conveniente que no se deje llevar por instrucciones que le resulten sospechosas y que trate de determinar cuál de los dos cerebros estaba hablando realmente. O también podría simplemente acatar la orden y tomar nota de los resultados. La evolución funciona a partir de prueba y error. Aprenda a ser responsable y a confiar en sí mismo. La potenciación personal equivale a potenciación metabólica.

En resumen:

1. Antes de cualquier comida o merienda, acomódese en su asiento y respire profundamente con el abdomen cinco veces.
2. Deje que la respiración fluya natural y abundantemente hacia

adentro y hacia afuera sin aguantarla ni forzarla. Fíjese en lo distinto que se siente al mantener oxigenado el aparato digestivo.

3. Haga que su mente descanse y recabe los sabios consejos de su sistema nervioso entérico. Pregúntese en silencio: "¿Qué alimentos me proporcionarían mejor sustento en este momento?" "¿Este alimento en particular es una buena elección?" "¿Es ésta una buena combinación de alimentos?"

4. Deje que las respuestas vengan sin esfuerzo, manteniendo la mente tranquila y sin censura.

5. Siga las instrucciones de la sabiduría de sus intestinos y fíjese en los resultados.

Recuerde que está accediendo a un centro de inteligencia que la mayoría de nosotros no estamos acostumbrados a usar. Igual que al aprender otro idioma o un nuevo estilo de baile, es probable que se sienta un poco torpe y desorientado. Los errores son realmente oportunidades de aprender, aunque no lo parezcan. Mientras más recurra usted a la inteligencia de su sistema nervioso entérico, más listo se volverá éste. Considere que ésta será una práctica para el resto de su vida, en la que su cerebro intestinal pasará a ser un importante consultor en todos los asuntos relacionados con su nutrición. De modo que, independientemente de lo que digan los expertos y de lo confusos que sean sus consejos, usted siempre tendrá a su propio experto qué le dirá la última palabra. Así hacemos siempre. Algo dentro de nosotros decide a quién prestaremos atención. Al acceder a la sabiduría intestinal, aprendemos a hacer elecciones ponderadas, con libertad y muy bien informadas.

Otra versión de esta técnica consiste en pedir retroinformación al sistema nervioso entérico. Una vez que haya tomado un bocado de un alimento o un plato en particular, pregunte a los intestinos: "¿Qué tal eso? ¿Este alimento es bueno para mí?" Después de la comida, pregúntese a sí mismo: "¿Hay alguna correlación entre lo que comí y la manera en que me siento ahora?" Muchas personas han indicado que, al solicitar retroinformación, ha obtenido datos e ideas sobre nutrición que son muy específicos. Por ejemplo, a veces ingerimos ciertas combinaciones de alimentos que irritan al sistema digestivo y suprimen el metabolismo, pero no lo sabemos hasta que pedimos retroinformación. Hay muchos libros útiles sobre combinaciones de alimentos que nos dicen qué comer pero, según mi experiencia, cada persona tiene un metabolismo singular. Usted tiene su propio sistema de combinación de alimentos que, en última instancia, sólo usted puede descubrir.

## Ejercicio: Comer hasta llenarse de energía

La mayoría de las personas comen hasta que se llenan el estómago. Siempre que esto ocurre, tenemos que generar una mayor fuerza metabólica para poder procesar una comida tan abundante. Más fuerza metabólica significa que debe enviarse más oxígeno y sangre a los órganos digestivos. Este flujo sanguíneo extra debe restarse de las extremidades, o sea, de los brazos y piernas y, en menor medida, de la cabeza. ¿Y qué pasa cuando reducimos el flujo sanguíneo a la cabeza? Nos sentimos cansados y perezosos. Comer hasta sentir llenura también puede provocar trastornos digestivos, acidez, bloqueo digestivo inducido por el estrés y deterioro del metabolismo de nutrientes. Por eso, en lugar de comer hasta llenarse de alimentos, coma hasta llenarse de energía.

Los yoguis de la India antigua describieron un momento especial en cualquier comida en el que, si uno deja de ingerir alimentos en ese momento, podrá abandonar la mesa con más *prana* (más energía o fuerza vital) que la que tenía antes de comer. Encontrar este "punto de energía" requiere cierta experimentación, pero definitivamente será bien recompensado cuando se demuestre a sí mismo la existencia de ese punto.

Esta técnica requiere que consultemos constantemente la sabiduría intestinal durante la comida. Pregunte al sistema nervioso entérico: "¿Cómo me siento? ¿Cómo está mi nivel de energía? ¿Aún me siento ligero? ¿Estoy comenzando a sentirme pesado?" Calcule el punto en el que se siente lleno de energía, pero no lleno de comida. Sentirá ligero el estómago; se sentirá más bien "animado" , y aún tendrá un poco de hambre, pero convertirá esa hambre y el deseo de más comida en alguna otra actividad después de comer.

A la inversa, al ingerir tan sólo un bocado más allá del punto óptimo, comenzará a sentirse más pesado.

Recuerde hacer estas preguntas a sus intestinos, no a su cabeza. Mientras más participación dé a su sistema nervioso entérico, más aprende éste. La clave no es más que tener suficiente interés en lo que su cerebro intestinal le pueda decir. Al acumular la experiencia de todas las comidas de una semana, desarrollará mejor su instinto de encontrar un punto de energía. La recompensa será una sensación de ligereza enérgica y de satisfacción por haber sido más inteligente, no más tenaz, en cuanto a nutrirse a sí mismo de una manera positiva. Lo importante no es limitar las calorías, aunque es muy probable que consiga esto también. Lo importante es acceder a la sabiduría intestinal y dejarse guiar por ella.

Esta técnica es especialmente útil si usted sabe que necesitará todo su poder mental en determinado momento del día. Por ejemplo, para una reunión, negociación o examen. En pocas palabras, la comida anterior a esas ocasiones debería ser ligera. Esto garantizará un mayor flujo sanguíneo a su cerebro y lo hará más listo y alerta. A la inversa, si está en una negociación comercial y quiere salir ganando, sirva un inmenso y delicioso bufet a sus confiados interlocutores. Quedarán muy agradecidos.

Para resumir:

1. Al comienzo de su comida, propóngase comer hasta llenarse de energía.
2. Compruebe su nivel de energía al menos cuatro veces mientras come. Por nivel de energía se entiende su sensación de vitalidad, liviandad y agilidad mental.
3. Compruebe su nivel de satisfacción mientras come.
4. Compruebe su nivel de saciedad mientras come.
5. Calcule aproximadamente el punto en que puede dejar de comer y sentir más energía que cuando comenzó. Aún se sentirá ligeramente hambriento, no estará totalmente saciado, tal vez sienta el deseo de comer más, y aprovechará su "hambre" y su "deseo de más" en la

próxima actividad que realice. Sabrá que ha pasado el punto óptimo de energía si empieza a sentirse pesado, perezoso, cansado, denso o poco concentrado.

Comer hasta llenarse de energía es una herramienta maravillosa que lo ayudará a liberarse de la confusión y el temor en torno a la pregunta "¿Cuánto debo comer?" Para la mayoría de las personas, el hecho de comer en cantidades medidas con precisión se ha convertido en una limitación y en un desgaste de energía. ¿Cómo podemos esperar que las porciones exactas nos den resultado, si comemos en un estado de estrés, sin conciencia ni satisfacción, o con muy poco oxígeno debido a la respiración superficial? Como hemos visto, el cuerpo exigirá absolutamente que comamos más en cualquiera de esas circunstancias y el precio será una reducción de la eficiencia digestiva y de la capacidad de quemar calorías. Si el simple acto de controlar las porciones nos permitiera bajar de peso eficazmente, todos habríamos seguido esa instrucción y ya hubiera dado resultado desde hace mucho tiempo. Pero algo ha faltado. Fortifique su dieta con la "vitamina C" (de "conciencia") y su poder metabólico aumentará de veras.

Conviene señalar cómo la mayoría de los libros de dieta y nutrición que hay en el mercado nos hacen contar gramos de proteína, gramos de grasa, gramos de carbohidratos, porciones, calorías, raciones y puntos. Cualquiera pensaría que estamos consumiendo un montón de números. Es como si alimentarse fuera un evento deportivo en el que se lleva el puntaje o una transacción de negocios en la que se registran débitos y créditos. Estamos realmente "digiriendo números".

Por supuesto, llevar este tipo de cuentas es adecuado en algunos casos, pero la mayoría de nosotros ya podemos pasar a un nuevo nivel de libertad. Visite en este planeta cualquier país cuyos habitantes consuman una dieta tradicional o de calidad (en partes de Asia, Europa, América Central, Australia, Nueva Zelanda, Islandia y la Cuenca del Pacífico) y encontrará personas delgadas, saludables, felices con sus cuerpos y completamente sorprendidos de que haya quienes se preocupen por contar calorías.

Es hora de que aprendamos de los verdaderos expertos. Olvide los números. Deje de contar lo que debe comer. Viva. Coma. Crea en usted mismo. Encuentre su inteligencia natural. Confíe en ella. Respétela. Honre el maravilloso proceso de nutrición que ocurre en nuestro interior. Acoja con satisfacción la vivacidad, suculencia y naturalidad de las comidas. Usted y yo tenemos un apetito instintivo, que no requiere esfuerzo, y que nos hablará claramente cuando nos olvidemos del miedo y prestemos atención. Dé el salto.

 ## Lecciones clave

- La respuesta digestiva de la fase cefálica es una prueba convincente de que nuestra conciencia de las comidas influye marcadamente en su valor nutricional.

- Para lograr un metabolismo nutricional óptimo, cuando coma, no haga otra cosa.

- Mientras menos conciencia tengamos de las comidas cuando las ingerimos, más nos enviará el cerebro la señal de consumir alimentos en exceso.

- El sistema nervioso entérico (SNE) es un cerebro aparte, aunque interconectado, que se encuentra en el tracto digestivo.

- El sistema nervioso entérico contiene una inmensa cantidad de sabiduría e información acerca de nuestras necesidades nutricionales y metabólicas.

- Podemos acceder a la sabiduría intestinal a través de la conciencia de la mente y el cuerpo para determinar los alimentos que mejor resultado nos darán, y las cantidades en que debemos consumirlos.

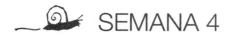 SEMANA 4

# El poder metabólico del ritmo

*La luna inventó el ritmo natural.*
*La civilización lo desinventó.*

TOM ROBBINS

El ritmo está en todas partes. Cada partícula de nuestro ser se mueve y vibra, baila y canta y lleva el ritmo de la sinfonía más deslumbrante que se haya concebido. Toda nuestra biología funciona como una fantástica maquinaria de relojería, con sus precisos ritmos químicos y hormonales cuya sincronización es decisiva para nuestra supervivencia y bienestar. Los latidos del corazón conforman un ritmo. El funcionamiento de sus pulmones, que inhalan y exhalan la respiración vital, conforma un ritmo. Las pulsaciones electroquímicas del cerebro conforman un ritmo. Lo mismo sucede con el ciclo menstrual, el caminar y el dormir, la digestión y evacuación y la contracción y expansión de cada célula, vaso sanguíneo y órgano dentro del organismo. Cualquier interferencia en estos ritmos puede provocar enfermedades o incluso la muerte.

Controle el ritmo y controlará el metabolismo.

Ciertamente, muchos de nuestros males desde la perspectiva de la nutrición (aumento de peso, fatiga, molestias digestivas, ansias de carbohidratos, comer excesivo) se pueden resolver si nos ponemos en sincronía con los ritmos que pueden regenerarnos naturalmente y sin esfuerzo. Examinemos la mejor manera en que podemos entender y aprovechar esta importante fuerza metabólica.

## Ritmos candentes

Una de las maneras más sencillas y confiables de medir la tasa metabólica del cuerpo humano consiste en tomar su temperatura. Mientras más elevada sea ésta, más fuerte será su metabolismo. Recordemos que el término en latín para referirnos a la parte media del torso (plexo solar) significa "lugar de recepción del sol". Esto quiere decir que desde hace tiempo hemos sabido que el diseño básico de la forma humana contiene un dispositivo para captar la energía del sol. Mientras más eficientemente aprovechemos el calor del sol, mejores serán nuestra digestión, asimilación y capacidad de quemar calorías.

No es ningún accidente que usemos metáforas relacionadas con la temperatura para describir lo que nos emociona. Llamamos "bola de fuego" a una persona enérgica, "caliente" a una persona atractiva, sentimos la "calidez" de algunas personas y la "frialdad" de otras.

Como resultado de nuestra evolución, la temperatura corporal tiene un ritmo que es constante y predecible para la mayoría de las personas. Esta fluctuación rítmica diaria revela algunos detalles importantes que nos ayudarían a liberar nuestro potencial metabólico.[1] Mientras dormimos en las horas de la noche y la madrugada, la temperatura del cuerpo desciende. Tiene sentido que nuestros cuerpos sean más fríos a esas horas, porque no estamos ocupados en cazar animales en la jungla ni en buscar gangas en las tiendas. Nuestros músculos tienen muy poco que hacer en ese momento; el cuerpo se encuentra en un estado de descanso, sanación y reparación de todos sus tejidos. Seguimos quemando calorías mientras dormimos, pero nunca en las cantidades que consumimos mientras estamos despiertos. Mientras dormimos, el cuerpo se encuentra en un estado de ayuno, a no ser que hayamos hecho una comida abundante justo antes de ir a dormir.

Desde el momento en que abrimos los ojos por la mañana, la temperatura corporal comienza automáticamente a subir. Esto es lo mismo que decir que nuestro metabolismo despierta junto con nosotros. Tiene sentido desde el punto de vista biológico porque ahora el sol está subiendo: es hora de encontrar comida, encontrar pareja, pelear y, quizás, hacer buenas obras. Incluso si uno se quedara en cama sin moverse el día entero, su temperatura y metabolismo se elevarían de todas formas porque estamos programados para guiarnos por los ritmos del sol.

Dado que la temperatura del cuerpo sube naturalmente en la mañana, es inteligente comer a esa hora si uno está tratando de bajar de peso. El hecho de poner alimentos en su sistema digestivo hará que la tasa metabólica aumente aún más y le proporcionará al cuerpo los nutrientes necesarios que ya se está preparando para procesar. Imagínese que su organismo es un horno. Cuando añade combustible, aumenta el calor.

Por supuesto, toda regla nutricional tiene su excepción. Muchas personas que viven en climas cálidos pueden pasar sin desayuno, o comiendo algo ligero o simplemente frutas. Usted mismo se percatará de que un desayuno sustancial le viene bien en los meses más fríos, mientras que preferirá comer ligero en la mañana durante los meses de verano. También puede ser que pase por etapas en las que su primera comida del día será el almuerzo, y esto puede ser suficiente, hasta que su metabolismo entre en la fase siguiente.

La temperatura corporal sigue aumentando lenta y constantemente hasta que llega a su punto culminante alrededor del mediodía. Llegará a su punto máximo en el preciso instante en que el sol esté mas alto en el cielo: éste es un hecho científico poco conocido que pone de relieve nuestra profunda conexión con el cosmos. Por lo tanto, nuestra fuerza digestiva está en su máxima temperatura a la hora de almuerzo. Por eso tiene sentido que consumamos nuestra comida más grande a esa hora, cuando nuestra capacidad de procesarla alcanza su mayor intensidad.

Después de nuestro cenit metabólico del mediodía, la temperatura corporal desciende en el período comprendido entre las dos y las cinco de la tarde aproximadamente. No es de sorprender el hecho de que, del mismo modo que nos sentimos más despiertos cuando la temperatura del cuerpo aumenta, nos hemos de sentir más soñolientos cuando ésta baja. Así que, si alguna vez ha pensado que algo anda mal por el hecho de que su energía disminuye entre las dos y las cinco, despreocúpese, que esto es perfectamente normal. Casi todo el mundo se siente cansado a esas horas. Es cuestión del ritmo del cuerpo humano. A los leones les encanta echarse a descansar para asimilar lo que han cazado. Lo mismo nos pasa a nosotros.

La energía del cuerpo (metabolismo) en forma de circulación sanguínea y oxigenación se desvía hacia la digestión después de la comida del mediodía. El resultado es que nos sentimos cansados. En muchos países de Europa y América Latina, las personas prefieren hacer su comida más abundante a la hora de almuerzo, que es el momento ideal para la digestión y el procesamiento de calorías. Luego toman una siesta. Los comercios cierran momentáneamente, la actividad social se reduce y algunas personas duermen un rato. Colaboran así con los ritmos naturales del cuerpo.

Culturas enteras están diseñadas en función de los ritmos digestivos. Excepto la nuestra.

La mayoría de los estadounidenses nos atiborramos de cafeína o azúcar durante el descenso metabólico de las dos a las cinco de la tarde, obligándonos a vencer el cansancio en aras de un estilo de vida que valora excesivamente la idea de ir a toda marcha. ¿Puede imaginarse cómo sería la vida si pudiéramos relajarnos durante ese tiempo y olvidarnos momentáneamente de la búsqueda de logros y conquistas? Numerosos estudios han demostrado que uno o dos períodos de descanso de 15 a 20 minutos durante el día potencian grandemente la función cognitiva, el rendimiento físico, el estado de ánimo y la energía. Ni siquiera es necesario dormir durante ese tiempo. Es sólo cuestión de descansar, estarse quieto, no prestar atención a las sensaciones externas y recargar las baterías.

Dicho en términos sencillos, el descanso es un potenciador metabólico.

Entre las cuatro y las 6 de la tarde la temperatura del cuerpo comienza a subir otra vez. Ése es el momento en que la mayoría de las personas sienten que les vuelven las energías. También es el momento en que los ingleses hacen un receso para tomar el té. Tiene todo el sentido del mundo tomar cafeína en ese momento, cuando de todos modos el metabolismo se está acelerando. Hacia las nueve de la noche, la temperatura del cuerpo comienza a bajar de nuevo en preparación para el sueño. De hecho, las investigaciones sobre el sueño revelan que sólo podemos conciliar bien el sueño si la temperatura va en descenso. Por lo tanto, cualquier cosa que haga aumentar la temperatura del cuerpo tarde en la noche será contraproducente al buen dormir. Recuerde que el acto de comer hace que aumente la temperatura del cuerpo. Una comida abundante antes de ir a la cama sería contraproducente para el sueño. Aquí vemos una vez más cómo los estadounidenses hacemos las cosas al revés. Solemos comer poco o nada de desayuno, un almuerzo moderado y en la mayoría de los casos una gran cena antes de ir a dormir. Y eso es exactamente lo que uno tendría que hacer si su meta fuera el mal dormir y el aumento de peso.

## Es cuestión de tiempo

Como bien saben todos los músicos, científicos y mecánicos, el ritmo se mide en cantidades por unidad de tiempo. El ritmo cardiaco se cuenta según el número de latidos por minuto. La velocidad a la que conduce su carro se mide en millas o kilómetros por hora. Aunque no existe ninguna forma oficial de calcular cuán bien metabolizamos y quemamos calorías a distintas horas del día, le puedo asegurar que también el metabolismo es cuestión de tiempo.

**Cuando se trata de comer, importan tanto el momento como el alimento.**

En un estudio típico, los investigadores pusieron a un grupo de personas en una dieta de 2.000 calorías. En la primera parte del estudio, los sujetos del experimento sólo podían consumir sus 2.000 calorías en el desayuno. No comían nada más durante el resto del día. Con esta sola comida en la mañana todos bajaron de peso o mantuvieron su peso. En la segunda fase del estudio, las mismas personas siguieron la misma dieta de 2.000 calorías, salvo que esta vez sólo las podían comer en la cena. Al pasarse el día entero sin comer y luego comer en la noche, cada uno de los sujetos del estudio aumentó de peso.[2]

¿Se da cuenta de por qué contar calorías con la intención de bajar de peso puede ser un desperdicio de energía?

Encontrar el momento oportuno lo es todo. Los luchadores de sumo han sabido durante siglos que las grandes comidas a altas horas de la noche les proporcionarán la ventaja física que más ambicionan: la gordura. Dicho en pocas palabras, quemamos calorías con menos eficiencia en las horas de la noche.

Un aspecto importante del metabolismo que la ciencia popular tiende a pasar por alto es el hecho de que ejercitar su función digestiva, especialmente a la hora adecuada, hace que se fortalezca el metabolismo. El valor nutricional no sólo se expresa en las vitaminas y nutrientes que contienen nuestros alimentos, sino que se generan el proceso que sufre el cuerpo para pulverizar, digerir, asimilar y eliminar una comida. Comer es como hacer ejercicios, y los alimentos son las pesas que su cuerpo debe "alzar" para desarrollar su fuerza metabólica. Cuando dejamos de dar al tracto gastrointestinal su entrenamiento adecuado, pierde su tono y nuestro metabolismo se vuelve débil.

Si usted quisiera optimizar los beneficios del ejercicio físico, no haría su tanda de ejercicios en el momento del día en que está más cansado. Del mismo modo, si quiere obtener el mayor beneficio metabólico posible de comer, no consuma su comida más sustancial y más rica en nutrientes en la noche, pues a esas horas su digestión va en descenso. A menos que esté pensando seriamente en la posibilidad de convertirse en luchador de sumo, le sugiero que abandone inmediatamente esa dieta. Consumir poca comida durante el día, y mucha durante la noche, nunca lo llevará adonde quiere llegar cuando se trata de optimizar la energía y quemar calorías.

## La primera comida marca el ritmo

Digamos que usted despierta en la mañana y decide no tomar el desayuno. Se dice a sí mismo: "Bueno, es que no tengo hambre, simplemente tomaré un poco de café, quizás un poquitín de cereal o una magdalena o un bagel. Si no como más que esto hasta el almuerzo, conseguiré al fin bajar de peso".

De eso nada.

La temperatura corporal aumenta naturalmente en la mañana para que uno esté preparado para la resurrección del metabolismo. Al recibir escasa o poca alimentación, el cuerpo se preocupa. Dice algo por el estilo de: "Ey, pensé que me estaba preparando para aumentar el metabolismo con una comida matutina. Pensé que había abundancia de comida. Pero no he ingerido alimento. Debo ser un náufrago en una isla desierta. O quizás hay hambruna. Más me vale reducir el metabolismo, almacenar grasa y no desarrollar ningún tejido muscular, porque me esperan tiempos de escasez".

Esta programación genética de supervivencia es un excelente mecanismo para permitir la continuación de la vida en tiempos de aprietos. Cuando el cerebro detecta que hay problemas con el suministro de alimentos, pone en marcha la reprogramación metabólica más sencilla y eficaz con miras a conservar energía: almacenar grasa y olvidarse de desarrollar los músculos. Exactamente lo opuesto de lo que uno está tratando de hacer al privarse de alimentos.

Para empeorar las cosas para quienes desean perder peso, muchas personas toman un desayuno que contiene un solo ingrediente: café. La cafeína hace por sí misma que aumenten los niveles de cortisol.[3] Los promotores del consumo de café no quieren que usted sepa esto (yo antes trabajaba para ellos) porque significa en esencia que el café puede imitar químicamente la respuesta de estrés y ocasionar el aumento de peso en el abdomen. Esto no quiere decir que el café sea dañino. Sólo significa que, cuando uno combina la falta de alimentos (respuesta de supervivencia: cortisol elevado), la ansiedad (respuesta de estrés: cortisol elevado) y la cafeína (imita la respuesta de estrés: cortisol elevado), ya tenemos tres factores que, al combinar sus efectos, hacen que la producción de cortisol suba por los cielos, con la consecuencia de que suprimen el metabolismo digestivo y contribuyen al aumento de peso.

Una y otra vez, vemos la importancia de los niveles de cortisol en relación con la salud y el peso. El cortisol no es una sustancia dañina. Es un componente integral del organismo humano vivo. Sin él no podríamos existir. En las cantidades adecuadas, ayuda a mantener el funcionamiento correcto de cada sistema importante del organismo. No obstante, cuando producimos un exceso de cortisol, envejecemos prematuramente, desgastamos nuestros eslabones más débiles y acumulamos peso alrededor del abdomen.

Aunque resulte extraño, las sustancias químicas que más estragos nos causan en nuestras vidas y que resulta más tóxicas son las que nosotros mismos producimos. Por eso las grandes empresas farmacéuticas del mundo se han dedicado a tratar de perfeccionar equipos para comprobar en casa sus propios niveles de cortisol. Y, por supuesto, si usted encuentra que su nivel de cortisol es muy elevado, podría comprar el medicamento que ellos hayan ideado para reducirlo. Pero no tiene por qué esperar por la próxima panacea para mejorar el metabolismo y reducir su peso. Ningún medicamento ha logrado ese efecto ni ninguno lo logrará jamás. Simplemente siga los ritmos innatos del cuerpo y logrará liberarse a sí mismo al mismo tiempo que contribuye a sacar para siempre del negocio a los traficantes de píldoras de dieta.

Imaginemos que ya es hora de almuerzo. Usted ha tomado su desayuno pequeño o ínfimo y, luego, quizás una segunda taza de café a media mañana. Tiene alguna energía y no siente la necesidad ni el deseo de tomar un almuerzo grande. Quizás piensa que hace bien en controlar el consumo de calorías; quizás no tiene mucho tiempo de todos modos para el almuerzo así que, ¿por qué no comer medio emparedado o una ensalada con aderezo sin aceite, o almorzar más avanzado del día, a las dos o a las tres de la tarde?

Si ésta es su estrategia, lo que le parece sensato va en realidad en detrimento suyo. En primer lugar, el cuerpo está diseñado para digerir y quemar calorías óptimamente cuando el sol se encuentra en su punto más alto del cielo. Al no poner combustible en el horno en ese momento, o simplemente al no comer lo suficiente, ha dejado pasar su mejor oportunidad metabólica, que es aproximadamente de las 12 a la 1:30 de la tarde. Dejar pasar esta oportunidad es lo mismo que quedarse vestido sin tener adonde ir. Lo más probable es que, hacia las tres o las cuatro de la tarde ya esté muy hambriento, quizás irritable o con dolores de cabeza, y entonces eche mano a una merienda que no le hará bien. En otras palabras, estará sufriendo de arritmia, o sea, el hecho de estar fuera de sincronía con su corriente circadiana natural.

Además, el hecho de tomar un desayuno minúsculo y un almuerzo pequeño o tardío le garantiza que sentirá un hambre atroz en la noche. Muchas personas que siguen esta secuencia arrítmica de acontecimientos encuentran que deben comer una merienda sustancial antes de la cena porque están tan hambrientos que no pueden esperar a que llegue la hora de la comida propiamente dicha, o simplemente tienen un apetito voraz por la noche y consumen una enorme cena, al estilo de los luchadores de sumo.

## El don metabólico del sueño

Una de las desventajas de consumir un gran volumen de comida antes de acostarnos es que esto nos hace desaprovechar algunos de los mejores dones metabólicos del sueño. Mientras uno duerme por la noche, la atención del metabolismo se concentra en el mantenimiento, desintoxicación, reparación y crecimiento de sus tejidos y órganos. Cuando uno desarrolla nuevo tejido muscular y óseo, lo hace mientras duerme. El hígado, que es nuestro órgano principal de desintoxicación, realiza la mayor parte de su trabajo en la noche y la madrugada. De todos los factores que activan nuestro metabolismo, el sueño no es el que recibe la mayor publicidad ni la mayor atención, pero pagamos el precio si no seguimos adecuadamente su ritmo.

Al consumir una comida abundante antes de dormir, gran parte de la energía metabólica que normalmente se invierte en el mantenimiento, desintoxicación, y crecimiento se desvía necesariamente hacia la digestión. Así es como funciona el cuerpo, ni más ni menos. Las necesidades de supervivencia a corto plazo se imponen a las necesidades a largo plazo. Por eso, al tener una circulación sanguínea excesiva y al estar centrado el metabolismo en procesar su comida mientras usted duerme, lo más probable es que despierte sintiéndose congestionado y pesado porque no se desintoxicó completamente durante la noche. El período comprendido entre la cena y el desayuno no es más que el ayuno previsto por la evolución. Esto se debe a que el estado de ayuno es el medio biológico ideal para reconstruir el organismo. Y por eso es que esta comida recibe el nombre de "des-ayuno", pues estamos poniendo fin a este período necesario al ingerir alimentos en la mañana.

Por eso, si uno se levanta sintiéndose cansado y tóxico por haber cenado tarde y abundantemente porque no comió de forma adecuada y relajada durante el resto del día, es natural que siga repitiendo esta pauta arrítmica. En la mañana no sentirá hambre porque su cuerpo seguirá aún en modalidad de desintoxicación cuando debería estar preparándose para el estímulo metabólico de comer. Luego el cuerpo interpretará el almuerzo como si fuera el desayuno, y la cena, como si fuera almuerzo, o sea, el momento de la comida más abundante. Algún tiempo después de la cena que su organismo interpretó como almuerzo, sentirá deseos de "cenar" y terminará por comer golosinas a altas horas de la noche.

Seguramente habrá oído a los nutricionistas recomendar que cenemos unas cuatro horas antes de ir a dormir. Esas cuatro horas son suficientes para que la mayoría de las personas metabolicen la comida. De este modo, podrá ir a dormir sin hacer que la temperatura de su cuerpo aumente a través del efecto metabólico de la comida, con lo cual aumentará sus probabilidades de tener un sueño reparador. Además, permitirá que su organismo haga lo que está programado para hacer mientras uno duerme (sanación, desintoxicación, reconstrucción, etc.) sin tener que utilizar su fuerza metabólica vital para la digestión.

Para poder lograr esto, quizás tenga que reentrenar a su cuerpo y reorientar su estilo de vida. Trate de cenar temprano y en pequeña cantidad y de tomar un desayuno más abundante. Cuando uno se toma su tiempo para almorzar de forma relajada y satisfactoria, luego le resulta más fácil cenar poco. Si usted sabe que no le va a quedar otra opción que cenar tarde porque así está programado y no hay manera de evitarlo, puede aún recurrir a un ardid que siempre da resultado: tome una buena merienda aproximadamente dos o tres horas antes de la cena, y luego coma menos en la cena. La merienda hará que su apetito en la noche se reduzca con lo que, esencialmente, será como si transfiriera algunas calorías de la cena y las "gastara" antes, en un momento en que las puede usar mejor y en que, de todas formas, las quemará. Esta estrategia también resulta útil si uno se siente muy hambriento para la cena después de llegar del trabajo. Cuando digo una merienda sustancial, me refiero a cualquier alimento que tenga cierto contenido de proteína o grasa: nueces y semillas, mezcla de frutos frescos, mantequilla de cacahuete o de almendra con galletas saladas o fruta, yogur, humus, guacamole o salsa de frijoles o judías.

Debido a nuestro estilo de trabajo, muchos hacemos caso omiso de los alimentos y la nutrición mientras nos lanzamos con frenesí a nuestras ocupaciones cotidianas. Pero siempre llega la hora de la verdad. En el instante en que llegamos del trabajo a la casa, el cerebro recibe al fin permiso para prestar atención a nuestras necesidades. Pero, en lugar de informarnos con toda calma que hemos descuidado la necesidad de alimentar al cuerpo y nutrir el alma en concordancia con los ritmos del día, comienza a dar saltos como un perro desatendido y a decir a ladridos: "¡tengo hambre!" Las sensaciones de voracidad que experimentamos pueden ser abrumadoras y hacernos comer de más. Entonces nos sentimos culpables y tratamos de compensar nuestra falta de fuerza de voluntad y control siguiendo un régimen más estricto de ejercicios.

¿Se da cuenta de que muchas veces nuestras soluciones a los problemas nutricionales no tienen en realidad nada que ver con el verdadero problema? ¿Está clara la forma en que nos castigamos por razones equivocadas en lo que respecta a la comida y el ejercicio?

Al planear una merienda en las últimas horas de la tarde uno le asesta un golpe preventivo al hábito de comer en exceso y sin control después del trabajo. De este modo, uno opta conscientemente por ejercer su derecho universal de nutrirse, con lo que impone un cortocircuito al hábito de privarse de comida para luego devorarla. Esto también constituye una importante afirmación de que su trabajo no está por encima de su salud.

## El ritmo da buen resultado

Peter, consultor empresarial de 52 años, comparte su tiempo entre Nueva York, Londres y la Florida. Al tener familiares y negocios en cada uno de estos lugares, Peter lleva una vida consistente en períodos de muchos viajes y trabajo entremezclados con tiempo muerto que a veces dura varios meses. Vino a verme porque tenía hinchazón crónica después de las comidas, aumento de peso alrededor del abdomen, ansias de carbohidratos y fatiga. Peter es un hombre de iniciativa, por lo que constantemente exploraba distintas formas de controlar sus síntomas: suplementos, programas de limpieza del colon, dietas bajas en calorías, desayunos de fruta solamente, etc. Logró algunos resultados con todos estos métodos pero inevitablemente volvía a subir de peso y a sentir fatiga e hinchazón. Estaba harto de ir hacia adelante y hacia atrás; no podía entender por qué todo funcionaba al principio pero luego fallaba, y estaba cansado de sentirse cansado.

Cuando le pregunté a Peter sobre su dieta, me relató una situación interesante. Desayunaba erráticamente. A veces desayunaba y a veces no. Cuando lo hacía, el desayuno consistía en un croissant y un café. Lo mismo pasaba con el almuerzo: a veces almorzaba y a veces no.

Normalmente tomaba un café si dejaba de almorzar, y tal vez comía una ensalada ya entrada la tarde, o un poco de queso o algún dulce. Cuando tomaba el almuerzo, éste consistía en un emparedado de pavo o pasta. Solía sentirse irritable y de mal talante a media tarde. Luego estaba hambriento hacia las seis de la tarde. Consumía una inmensa cena y se iba temprano a la cama sintiéndose repleto e hinchado. Sorprendentemente, e incluso en las semanas en que Peter no trabajaba, insistía en seguir este horario errático a pesar de que le sobraba el tiempo durante el día para planificar sus comidas.

La mayoría de los nutricionistas o médicos seguirían ciertas estrategias más bien predecibles: planificar comidas bajas en calorías para bajar de peso, hacer pruebas de alergia o exámenes gastrointestinales para la hinchazón y recetar una larga lista de suplementos o medicamentos para el cansancio y la depresión. De hecho, Peter se había sometido a todos estos tratamientos y más, y todos eran métodos sensatos y bien escogidos. Pero nada dio un resultado duradero, porque el problema metabólico esencial de Peter nunca fue solucionado. El problema de Peter era simplemente éste: su vida carecía de ritmo.

No había encontrado una manera de nutrirse de forma constante y bien ponderada. No atendía al cuerpo y al alma con ninguna coherencia. Internamente, nunca se comprometió con su verdadero sustento. Planificaba sus finanzas, pero no podía predecir su próxima comida. Le gustaba estar ocupado, pero no sabía cómo relajarse. Era prisionero de los procesos bioquímicos de luchar o huir incluso cuando nadie lo estaba persiguiendo ni tenía a nadie a quien atacar. En ese sutil estado bioquímico de miedo interno y constante preocupación, ¿quién tiene tiempo para una experiencia nutricional ponderada?

Le sugerí a Peter que las mejores estrategias dietéticas y médicas nunca serían de ninguna utilidad hasta que él optara por regirse por la ley que debe seguir toda criatura viviente: la ley del ritmo. Le dije que planificara su desayuno, su almuerzo y su cena y los disfrutara como si cada uno de ellos fuera su primera o su última comida en la Tierra. Debía escoger entre dos opciones: hacer de su nutrición una prioridad diaria o buscar otro planeta donde las comidas estresantes, desordenadas y fastidiosas puedan hacer que las personas sean felices y saludables.

La simple estrategia de comprometerse con el ritmo tuvo un profundo efecto. Peter dejó de tratar de solucionar su problema y comenzó a crear un ritmo diario en el que no quedaba espacio para que sus problemas existieran. Optó por comenzar el día, no saliendo por la puerta a toda velocidad, sino extendiendo lentamente sus alas, aceptando al mundo y elevándose poco a poco. En otras palabras, estableció un tiempo para sentarse a tomar su desayuno y disfrutarlo. A media mañana, prestaba atención a su hambre para ver si necesitaba una merienda. Cada vez que podía planificaba un almuerzo celebratorio. Traía comida al trabajo por si necesitaba una merienda de calidad. Y, a la hora de cenar después de llegar a la casa, ya no se trataba de una "comida de desesperación" que tenía que eliminar todas sus tensiones y satisfacer todos sus deseos insatisfechos de comida. La cena se convirtió en una experiencia relajada de comida ligera que él esperaba con alegría.

El ritmo no es cuestión de seguir mecánicamente un horario de alimentación. Es cuestión de acceder a estar vivo en una manera que funcione. Es cuestión de respetarse a uno mismo lo suficiente para valorar el cuidado de su cuerpo. Es cuestión de aprender a usar la "vitamina T" (de "tiempo") para que pueda desarrollarse verdaderamente el metabolismo. Cuando vivimos cada día sumidos en la química del estrés, nuestro nivel de cortisol se mantiene constantemente elevado. Esta sustancia química no sólo nos hace estar más alertas, sino que tiene un inusitado efecto adicional: el cortisol distorsiona nuestra percepción del tiempo. En otras palabras, tiene el efecto farmacológico de hacernos sentir como si estuviéramos atrasados y no nos alcanzara el tiempo. Por supuesto, ésta es una de las funciones ingeniosas del cortisol porque, cuando tenemos una manada de lobos sobre nuestra pista, realmente no nos queda tiempo. Pero cuando generamos automáticamente esta sustancia química un día tras otro porque no sabemos relajarnos, respirar y ser conscientes, funcionamos como si los lobos siempre estuvieran al acecho.

El ritmo principal que Peter cambió fue un ritmo interno, algo muy dentro de sí que va más allá del reino de la nutrición y las píldoras y la planificación de comidas. Peter accedió a un lugar tranquilo y seguro dentro de sí. Aunque seguía siendo el mismo hombre, con la misma vida, una parte de él había dejado al fin de correr. Durante muchos años Peter había tenido abundantes amigos, familiares y comodidades, pero nunca había aprendido a apreciarlos plenamente. Al sosegarse y elegir la vida, el mundo de Peter se transformó. Sus problemas digestivos fueron desapareciendo en cuestión de semanas y dejó de tener hinchazón o cansancio después de las comidas. También se sentía más feliz consigo mismo. Y en un plazo de cinco meses, bajó 20 libras.

Pero, afortunadamente, los problemas de Peter no desaparecieron del todo, pues cada vez que se dejaba llevar por una vida frenética, aprensiva y arrítmica, sus síntomas volvían rápidamente. Su sistema digestivo se convirtió en un barómetro que lo alertaba acerca de cuándo comenzaba a perder su paso y volvía a caer en sus viejas pautas de descuido de sí mismo. La relación que Peter mantenía con la salud y el peso no llegó a ser perfecta, pero sí auténtica.

## Un verano interminable

Una última manera en la que podemos trabajar con el ritmo para ayudar a transformar el peso y el bienestar consiste en cambiar los hábitos alimenticios que nos hacen pasar a un metabolismo de "prehibernación". Ahora me explico.

Nuestros antepasados distantes desarrollaron un exquisito mecanismo para aprovechar la abundancia de alimentos en el verano y la escasez de éstos en el invierno. Se mantenían despiertos durante más horas en los largos días de verano, se hartaban de todas las frutas y bayas que pudiera encontrar, y sus organismos almacenaban esos alimentos en forma de grasa. Como se acercaba el invierno y venían tiempos flacos, era mejor comer lo más posible mientras hubiera alimentos disponibles. Ésa fue la manera que encontró la evolución de estimular nuestro apetito a niveles excepcionales cuando los carbohidratos estuvieran disponibles y ayudarnos a almacenarlos en nuestros cuerpos. Una vez más, la insulina es la sustancia clave que producimos para lograr esta proeza. Normalmente, la insulina ayuda a enviar carbohidratos en forma de azúcar a nuestras células para proporcionarnos energía. Eso es bueno. Cuando consumimos carbohidratos excesivamente, y en consecuencia el cuerpo produce demasiada insulina, nos volvemos resistentes a la insulina; el cuerpo responde como si no hubiera insulina en él y almacena esos carbohidratos como grasa corporal. Eso también es bueno. No conviene seguir enviando azúcar a las células cuando uno come en exceso. Las células explotarían.

Así pues, a medida que evolucionamos a lo largo de millones de años, la química del organismo se volvió radicalmente diferente mientras nos preparábamos en el verano para los meses más fríos.[4] La disponibilidad de carbohidratos estimulaban nuestro deseo voraz de consumirlos en mayor cantidad aún. Cuando llegaba el invierno, ya estábamos bien recubiertos de grasa corporal. Asimismo, tendríamos un exceso de peso debido al agua retenida por la dieta de alto contenido de carbohidratos, y nuestro nivel de colesterol sería alto porque el cuerpo también convierte los carbohidratos en colesterol para que sirvan como fuente de energía y para que taponen fugas en el sistema cardiovascular. El nivel de glucosa en la sangre sería bastante elevado (estado diabético), pues el azúcar en la sangre funciona literalmente como anticongelante durante los meses fríos. Por cierto, el anticongelante que utiliza en su automóvil también tiene un sabor dulce.

Observamos este patrón fisiológico en los mamíferos que hibernan. Un oso se harta de frutas en el verano, aumenta de peso, le suben el colesterol y la presión sanguínea hasta que, básicamente se encuentra en un estado diabético de alto contenido de glucosa en la sangre. Y todas estas "enfermedades", que son realmente útiles y necesarias a corto plazo, se resuelven naturalmente en los meses de invierno cuando el oso quema sus reservas de grasa y su colesterol, pierde su peso de agua, se deshace de su estado diabético anticongelante y sale de la hibernación con aspecto esbelto, hambriento y listo para la acción.

Pero aquí está el problema: si bien los seres humanos modernos no nos proponemos engordar en el verano, muchos de nosotros consumimos azúcar, caramelos, galletas dulces o saladas, tarta, pasta, pan, rosquillas, arroz, papas y productos de trigo en grandes cantidades un día tras otro a lo largo de todo el año. Y, de este modo, hacemos que nuestro sistema pierda su ritmo natural. El cuerpo cree que está en un eterno verano, por lo que permanecemos siempre en un estado de prehibernación. Una a esto la falta de sueño, el exceso de exposición a la luz artificial y el aumento del estrés, y el almacenamiento de grasa se multiplica. Así que, mientras más pronto usted deje de prepararse para hibernar, mejor. Esto supone comer menos carbohidratos de baja calidad y dormir mejor. No digo que irse a la cama tarde sea malo, ni tampoco digo que el azúcar y los carbohidratos sean dañinos. Solamente le estoy alertando ante el hecho de que si estas condiciones predominan en su estilo de vida, usted no se acercará mucho a su verdadero potencial metabólico.

Por lo tanto, con toda esta información acerca del poder metabólico del ritmo, esto es lo que se tiene que preguntar: ¿Tengo ritmo? ¿Mi día fluye de manera coherente? ¿Tengo un estilo de vida con horas establecidas para la comida, el descanso y la alimentación? Si su respuesta a estas preguntas es negativa, entonces su primer paso deberá ser:

**Priorice el ritmo.**

Esto significa que debe deshacerse de la inmediatez en relación con las comidas, o sea, que no debe comer cualquier cosa que le caiga en las manos cuando puede y debe cuidar de sí mismo haciendo que la nutrición sea una prioridad constante.

Así es como debe empezar.

## Semana 4: Su tarea principal

Esta semana representa su oportunidad de cosechar las recompensas que el ritmo aporta al metabolismo. Aprenda a aprovechar en la mayor medida posible los principios fundamentales de la nutrición rítmica y obtendrá beneficios inmediatos para el cuerpo, la mente y el alma. Su tarea principal para la semana 4 es incorporar estas importantes estrategias de ritmo en su vida: comer a intervalos regulares, equilibrar sus macronutrientes en las comidas, planificar el momento y el tamaño de sus comidas, planificar sus comidas y meriendas diarias, no consumir una excesiva cantidad de cafeína y obtener el descanso y el entretenimiento necesarios.

## Ejercicio: Coma a intervalos regulares

Comience su semana con el compromiso primordial de hacer comidas a intervalos regulares. Haga del comer una parte predecible de su desenvolvimiento diario. Ésa es la clave para liberar el poder metabólico del ritmo. Deje de omitir comidas y no ponga más limitaciones indefinidas al momento de comer: "No almorcé porque estaba muy ocupado", "Se me fue el tiempo", "Yo como cuando tengo tiempo". En la medida de lo posible, planifique cada noche sus menús y sus horas de comida para el día siguiente. Sepa que va a desayunar, almorzar y cenar. Priorice el ritmo. Haga que sus horas de comida sean importantes. Estudie detenidamente su horario y determinen los ajustes que necesita aplicar si quiere hacer tiempo para tres buenas comidas cada día. ¿Necesita despertarse un poco más temprano para poder sentarse a desayunar? ¿Qué debe hacer en la casa o el trabajo para poder tomar un almuerzo normal? ¿Cómo puede recabar la ayuda de las personas que lo rodean? Si viaja o tiene horarios irregulares de trabajo o en sus obligaciones como padre o madre, comprométase a planificar bien sus comidas por adelantado. Lleve la comida consigo cuando sea necesario.

## Ejercicio: Balancee los macronutrientes en las comidas

Si ha intentado bajar de peso y no ha obtenido los resultados que desea, o si padece de fatiga crónica, le presento a continuación algunas estrategias excelentes que incorporan el uso de macronutrientes, o sea, proporciones de proteínas, grasas y carbohidratos. En la medida de sus posibilidades, elimine los desayunos consistentes en carbohidratos solamente. Esto significa que la primera comida de la mañana no debe consistir únicamente en cereal, avena, una rosquilla, un bagel, una magdalena, una barra de granola o muesli, un croissant, pan tostado con mermelada o margarina, etc. Estos alimentos no son necesariamente dañinos. Esto es simplemente un experimento para ver qué sucede con su metabolismo con ese cambio.

Esta semana, en cada desayuno, pregúntese a sí mismo: "¿Dónde puedo encontrar proteína y grasas sanas?" Haga que estos dos macronutrientes sean el centro de su primera comida del día. Trate de incluir una de estas opciones en su desayuno: mantequilla orgánica de cacahuete o de almendra, u otras mantequillas de nueces (con fruta o con una tostada de pan integral); huevos enteros de corral; yogur orgánico con toda su grasa con algunas nueces y semillas; requesón orgánico; pescado fresco o ahumado; salchicha de pavo de corral o queso de alta calidad. Incluya una rebanada de pan integral de calidad y/o frutas frescas a su gusto. Si desea tomar cereal, use avena orgánica y tómela con nueces y semillas o con mantequilla de nueces o yogur. El desayuno no es el momento de contar calorías. A menos que coma diez libras de queso crema, su cuerpo se ocupará de quemar en primer lugar lo que haya comido en la mañana. Es una ley del metabolismo.

Fíjese en que no estoy proponiendo que elimine fanáticamente los carbohidratos. Simplemente estamos haciendo que sean un acompañante cuando usted los desee, pero que no sean el plato principal. Por lo que se refiere a las porciones, coma una cantidad que lo deje satisfecho, pero no cansado y lleno. Confíe en sus elecciones.

Para el almuerzo, aplique el mismo principio básico. Vuelva a preguntarse: ¿dónde puedo encontrar proteína y grasas sanas? En la medida de sus posibilidades, haga que el centro de su almuerzo sea uno de estos alimentos: cualquier pescado (fresco o ahumado y, como tercera opción, enlatado); sushi; tofu; tempeh; frijoles o judías; aguacate; huevos orgánicos; pollo de corral; o pavo de corral. Cualquiera de estos alimentos puede muy bien ser parte de una ensalada o comerse junto con una ensalada. Utilice generosamente en su ensalada un aceite de oliva de calidad. Use pan, arroz o patatas solamente cuando no tenga otra opción. Úselos como acompañantes.

Al igual que en el desayuno, el almuerzo no es el momento de contar calorías. Simplemente busque satisfacer su apetito natural y disfrútelo.

La cena es la comida en la que más flexibilidad tiene con respecto a las proporciones de macronutrientes. No necesita una comida con gran contenido de calorías difíciles de quemar, procedentes de la grasa o la proteína, porque la mayor parte de sus necesidades de energía ya han sido satisfechas por ese día. El mecanismo metabólico de quemar calorías está reduciendo su intensidad. Además, muchas personas encuentran que una cena centrada en carbohidratos puede ser relajante, en lugar de estimulante. Escuche lo que su cuerpo le pide. Aunque ésta es la única comida en la que pudiera ser conveniente controlar las porciones, no se prive de grasas sanas. Si va a comer una ensalada, utilice un aceite de oliva de primera. Muchas veces uno termina ingiriendo más alimentos o más carbohidratos de los que necesita si su cuerpo no ha obtenido la grasa que deseaba, y que requería, a horas más tempranas del día. Si lo que le apetece es una cena ligera, o no comer nada, siga no más la sabiduría de su cuerpo. Al igual que con todas las comidas, la clave de la cena está en los alimentos de calidad.

## Ejercicio: Planifique el momento y el tamaño de sus comidas

Una vez más, si la pérdida de peso y/o la fatiga son los problemas que usted quisiera solucionar, o si simplemente quiere aumentar su nivel de energía, intente lo siguiente. Pruebe a hacer un desayuno más sustancial, haga que su almuerzo sea su comida más abundante siempre que sea posible, o al menos refuércelo si normalmente come poco a esa hora. Si acostumbra a cenar abundantemente, trate de reducir el tamaño de esta comida. Redúzcala en aproximadamente un 10 a 20 por ciento. La meta es hacer que su cena termine siendo una comida más pequeña que su almuerzo.

Si encuentra que se siente más hambriento a media mañana una vez que comience a desayunar más abundantemente, no se enfade conmigo. Ésa es una buena señal: significa que su metabolismo ha aumentado. Su "horno" está funcionando a más alta temperatura y pide más combustible, y usted está recuperando su apetito natural.

Es muy importante comer a la hora adecuada. Trate de desayunar en algún momento entre las 6:30 y las 9:00 de la mañana. Evite desayunar más tarde. Trate de almorzar entre las 12:00 y la 1:30 de la tarde. Ése es el momento en que su metabolismo funciona óptimamente. Tenga en cuenta que, mientras más tarde desayune, mayores serán las probabilidades de pasarse del horario óptimo de almuerzo.

Haga todo lo posible por cenar aproximadamente cuatro horas antes de irse a la cama. Si usted es del tipo de persona que cena muy tarde y se va a la cama inmediatamente después de cenar, le irá mejor si cena al menos una hora antes. Salga a caminar después de cenar a horas avanzadas, para ayudar a la digestión. Si sabe que va a cenar tarde, no vaya a la mesa con un apetito voraz. Tome una merienda sustancial unas dos horas antes de la cena. Esto mermará su apetito y le permitirá comer en menores cantidades.

## Ejercicio: Planifique sus comidas y meriendas diarias

Algunas personas pueden arreglárselas con cinco o seis comidas pequeñas diarias. Algunos sólo necesitan tres comidas diarias. Otros se conforman con dos. Algunos sienten la necesidad de merendar, mientras que muchos consideran innecesarias las meriendas.

Todos tenemos un metabolismo distinto. La experimentación es la única manera de determinar sus necesidades especiales en relación con el número de comidas. Si usted come a horarios erráticos, obtendrá fabulosos beneficios si comienza a seguir un horario ordenado de tres comidas diarias. Si no tiene tiempo para un almuerzo más relajado y sustancial, quizás le convendría almorzar relativamente poco y luego tomar una buena merienda al final de la tarde. Hágase la idea de que son dos almuerzos. Desde el punto de vista de bajar de peso y mantener sus niveles de energía, esto es mejor que dejar de almorzar y luego comer cuando está hambriento y agotado al final de la tarde. Si lo desea, también puede probar a tomar una merienda a media mañana y/o a media tarde. Válgase de los ejercicios de la semana 3 sobre la "sabiduría intestinal" para determinar lo que funciona mejor para usted.

Sintonícese con su carácter nutricional especial. Pruebe con algo distinto esta semana y fíjese en los resultados. Si quiere una merienda ligera, consuma frutas o vegetales frescos. En la medida de sus posibilidades, reduzca el consumo de meriendas que consistan solamente en carbohidratos altamente procesados y producidos en masa, o sea, jugos envasados, refrescos, caramelos, pretzels, frituras, galletas dulces, magdalenas, barra de granola o muesli, etc. Entre otras meriendas sustanciales y de buena calidad figuran: las nueces y semillas orgánicas, las mezclas de frutos frescos, la mantequilla de nueces con frutas o vegetales, el yogur orgánico, el queso de calidad con galletas saladas o frutas, las aceitunas, la salsa de frijoles, el humus, los caldos y sopas y los batidos.

## Ejercicio: Utilice la cafeína sabiamente

Deshacerse de la cafeína es una forma contundente de recuperar su ritmo natural, o sea, su metabolismo más sano y robusto. Si experimenta variaciones en el estado de ánimo y descensos de energía, o si ha tenido dificultades para bajar de peso, ésta es la semana de transformar su relación con la cafeína. Esto no significa que nunca más deberá consumir cafeína ni que ésta es inherentemente mala. Se trata de que usted debe ser quien domine a la cafeína y no a la inversa. Se trata de buscar su verdadera energía. Lo mejor sería que eliminara el consumo de café u otras bebidas cafeinadas o, al menos, que lo redujera a no más de una taza diaria. Las bebidas cafeinadas incluyen los refrescos que contienen cafeína, refrescos de dieta, bebidas deportivas y té negro. (Aunque es cierto que el café descafeinado sería mejor para su experimento que el café común, el descafeinado contiene de todos modos un poco de cafeína.) Si tiene que tomar café en la mañana, tómelo junto con algún alimento. Esto ayudará a modular el ascenso de insulina y glucosa en la sangre, y su subsiguiente descenso, que tienen lugar cuando uno toma cafeína sola.

Muchas personas son muy sensibles a la cafeína sin saberlo. O sea, para la mayoría de nosotros un poco de cafeína basta para producir un fuerte efecto. Por esa razón le sugiero que se olvide del café durante toda la semana. Si siente que necesita absolutamente un sustituto, pruebe con el té verde. También contiene cafeína y otras sustancias químicas conexas, pero la contiene en menor proporción y surte un efecto distinto en el sistema nervioso. El té verde tiene además un efecto termogénico, o sea, potencia la capacidad de quemar calorías pero sin aumentar el ritmo cardiaco ni la presión arterial. El mate también sería una opción excelente como bebida sana, con un bajo contenido de cafeína y con un sutil efecto de vigorización. Si lo desea, utilice un edulcorante de calidad. También puede probar con té de hierbas, o podría aficionarse a tomar más agua.

## Ejercicio: Haga tiempo para el descanso y el ocio

Esta semana trate de determinar si puede incorporar un período regular de relajación cada día a media tarde. Incluso quince minutos serían beneficiosos. En la medida de sus posibilidades, repliéguese del mundo exterior, cierre los ojos, respire y recargue las baterías. No se trata tanto de un período de sueño como de una oportunidad de descanso meditativo. (Tenga en cuenta la iluminación de su casa en horas de la noche. Asegúrese de que sea suave y relajante.) En muchos países de Europa y América Latina, este período de descanso está incorporado en el estilo de vida de cada cultura.

Cuando olvidamos dedicar tiempo cada día al descanso y al ocio (por ocio se entiende cualquier actividad que lo haga sonreír), la parte de nuestra existencia dedicada a las comidas puede asumir un peso mayor de lo debido. Ponemos una presión extra en las comidas y esperamos que nos aporten algo que en realidad no pueden aportarnos. Comprométase a experimentar alguna alegría cada día, jugar con niños, alguna forma de diversión o ejercicio, baile, masajes, ajedrez, conversaciones pueriles, besos. Cualquiera de estas actividades beneficiará su bienestar bioquímico.

Hemos visto cómo la nutrición y el metabolismo están íntimamente regulados por los ritmos naturales y cómo vivir una vida rítmica puede restablecer nuestro equilibrio personal y emocional. Al introducir el poder del ritmo en nuestra relación con la comida, el cuerpo encuentra su lugar adecuado. El ritmo hace que el alma encuentre su conexión con el mundo.

Seguir los ritmos naturales implica entender que el metabolismo no sólo tiene que ver con lo que uno come. Tiene que ver con rediseñar la "danza" que uno realiza a lo largo del día. Con encontrar un equilibrio entre la actividad y el descanso, el trabajo y el ocio, el dar y el recibir, los pensamientos y los sentimientos, la cabeza y el corazón. Con escoger la manera en que uno desea vivir en el mundo.

 Lecciones clave

- La alineación con los ritmos de la vida hace que el metabolismo alcance su mayor plenitud.

- El metabolismo digestivo y la capacidad de quemar calorías alcanzan su mayor intensidad cuando el sol está más elevado en el cielo (la hora de almuerzo) y su menor intensidad, en las horas avanzadas de la noche.

- Dejar de desayunar y almorzar o comer demasiado poco en esas ocasiones hace que se reduzca el metabolismo e inhibe la pérdida de peso.

- Comer cada día a horas irregulares e impredecibles hace que nuestro metabolismo digestivo y nuestra capacidad de quemar calorías se desincronicen.

- El consumo excesivo de carbohidratos refinados ocasiona una implosión de los ritmos, lo que hace que el cerebro piense que es verano y envíe al cuerpo la señal de almacenar grasa.

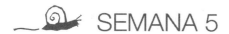 SEMANA 5

# El poder metabólico del placer

*La única manera de contrarrestar la locura*
*universal de la vida acelerada consiste en oponer una*
*firme defensa con tranquilos placeres materiales.*
DEL MANIFIESTO INTERNACIONAL

DE LAS COMIDAS SOSEGADAS

La "vitamina P" (de "placer") es un elemento vital que hace que nuestras comidas sean completas desde el punto de vista nutricional y que la vida valga la pena. Al igual que todos los organismos del planeta, los humanos estamos programados genéticamente para buscar el placer y evitar el dolor. Un gato que persigue a un ratón busca el placer; el desafortunado roedor trata por todos los medios de evitar el dolor. De hecho, cualquier comportamiento que se nos pueda ocurrir puede verse como una manifestación de una de estas finalidades o una mezcla de las dos. Esto se hace ver particularmente en nuestras costumbres alimentarias. Cuando comemos, tratamos de obtener el placer de la comida y evitar el dolor del hambre. Esto se debe a que el destino ha hecho que nuestros cuerpos estén orientados al disfrute.

La simple ecuación científica del profundo efecto bioquímico del placer es:

**El estímulo producido por la comida estimula el metabolismo.**

En un estudio realizado en la Universidad de Texas con participantes que tenían muy altos niveles de colesterol, se hizo que éstos siguieran una dieta de bajo contenido de grasa pero, un día sí y un día no, se les permitía darse el gusto de tomar un batido y un emparedado de jamón y queso.[1] Según los conocimientos convencionales, deberían haber experimentado un importante aumento del nivel de colesterol, pero esto no sucedió. Lo único que se les elevó fue su nivel de disfrute. A pesar del alto contenido de grasa de las golosinas, su efecto de elevar el colesterol se vio mitigado de algún modo por la química del placer. Es fácil darse cuenta de que los momentos en que los participantes se daban esos gustos eran las únicas ocasiones de relajación y celebración en una dieta que de otro modo era insípida y estresante. Y quizás esa disminución del reflejo de luchar o huir era, por sí misma, suficiente para reducir el colesterol.

En otro estudio inusual, grupos de investigadores de Suecia y Tailandia unieron sus fuerzas para tratar de determinar en qué medida las preferencias culturales de alimentos influyen en la absorción de hierro de una comida.[2] Un grupo de mujeres de cada país recibió una comida típica tailandesa: arroz, vegetales, coco, salsa de pescado y pasta de ají picante. Como puede imaginarse, a las mujeres tailandesas les gusta la comida tailandesa, pero a las mujeres suecas no les gusta. Esto demostró tener un importante efecto metabólico pues, aunque todas las comidas contenían exactamente la misma cantidad de hierro, las mujeres suecas sólo absorbieron la mitad de hierro que las mujeres tailandesas. Para completar esta fase del estudio, los dos grupos recibieron una comida sueca típica: hamburguesa, puré de papas y habichuelas verdes exactamente con el mismo contenido de hierro. No es de sorprenderse que las mujeres tailandesas absorbieron mucho menos hierro de la comida sueca.

Seguidamente, se separó a las mujeres tailandesas en dos grupos.

Uno de los grupos recibió la comida tailandesa antes mencionada y el otro grupo recibió exactamente la misma comida, pero pasada por una licuadora y convertida en papilla. Simplemente imagínese su cena preferida pasada por una licuadora hasta convertirla en alimento para bebés. Aunque el contenido de nutrientes de cada comida era precisamente el mismo, las mujeres que consumieron los alimentos licuados absorbieron un 70 por ciento menos de hierro. Una vez más, se obtuvieron los mismos resultados con las participantes suecas cuya comida sueca fue convertida en papilla.

La conclusión ineludible es que el valor nutricional de una comida no se determina únicamente por los nutrientes que contiene, sino que depende de los factores sinérgicos que nos ayudan a absorber esos nutrientes. Elimine la "vitamina P", o sea, el placer, y verá cómo desciende en picada el valor nutricional de nuestras comidas. Añada esa vitamina, y verá que sus alimentos se metabolizan óptimamente. Así que, si usted es del tipo de personas que sólo comen alimentos "que le hacen bien" aunque no le gustan, o si piensa que puede llevar una pésima dieta y compensarla comiendo una barra de proteína de extraño sabor y fortificada con vitaminas, o si simplemente ha desterrado el placer porque no le alcanza el tiempo para cocinar ni para encontrar una comida deliciosa, entonces usted no se está haciendo ningún favor por lo que se refiere a su nutrición. Está tirándole la puerta en la cara a un mecanismo metabólico clave.

En un fascinante estudio realizado con animales, unos científicos destruyeron quirúrgicamente los centros neuronales en el cerebro de algunas ratas que les permiten registrar el sentido del sabor.[3] De este modo, un grupo de ratas quedó incapacitado de sentir el sabor de su comida. Se utilizó como grupo de control a otras ratas normales, saludables, y mucho más afortunadas, que todavía podían disfrutar sus alimentos. Ambos grupos recibieron exactamente la misma comida, en las mismas cantidades, y recibieron el mismo trato respetuoso de parte de los investigadores. Al cabo de algún tiempo, todas las ratas incapacitadas de sentir el sabor murieron. Los científicos, sorprendidos, decidieron hacerles autopsias para ver si podían determinar la causa de muerte. Encontraron que, aunque esta ratas habían consumido la misma cantidad de alimentos, habían muerto de todos modos de desnutrición clínica. Sus órganos se habían atrofiado como si no hubieran recibido ningún alimento.

La moraleja de este relato es que el sabor y el placer son esenciales para la vida, quizás mucho más de lo que podríamos imaginarnos.

## Pistas químicas del placer

Examinemos la sustancia química colecistoquinina (CCQ). Es producida por el cuerpo en respuesta a la presencia de proteína o grasa en una comida y realiza varias funciones versátiles. En primer lugar, ayuda directamente a la digestión al estimular al intestino delgado, el páncreas, la vesícula biliar y el estómago. En segundo lugar, cuando se libera en el hipotálamo, parte del área límbica del cerebro, suprime el apetito. Por último, la CCQ estimula la sensación de placer en la corteza cerebral, que es la parte más externa del cerebro.

De modo que, si atamos todos los cabos, nos damos cuenta de que la misma sustancia química que sirve para metabolizar nuestras comidas también nos dice cuando es hora de terminar la comida y nos hace sentir bien en cuanto a la experiencia en general. Nos muestra cómo el placer, el metabolismo y un apetito controlado por medios naturales están profundamente entrelazados. La mayoría de las personas piensan que el placer está completamente separado del proceso nutricional y que no cumple ninguna función metabólica. Creemos que si un alimento nos hace sentir bien el cuerpo recibe automáticamente el estímulo de consumirlo en mayores cantidades. Los efectos producidos por la CCQ en el cerebro nos dicen algo muy distinto.[4]

Ante la falta de la saciedad inducida por el placer, una de las sustancias químicas que hace aumentar nuestro apetito es el neuropéptido Y. Esta sustancia nos hace buscar comida. Alcanza un nivel naturalmente elevado en la mañana, lo cual tiene sentido, porque ése es el momento en que el organismo se está preparando para la acción. El neuropéptido Y también está elevado cuando nos privamos de alimentos. Su presencia es particularmente destacada después de hacer dieta. Cada vez que caemos en un estado de hipoglucemia (lo que normalmente significa que también estamos de mal talante) aumentan los niveles de neuropéptido Y, y esto nos estimula a consumir carbohidratos.

De modo que, si usted se priva del placer de los alimentos mediante un bajo consumo de calorías o si se restringe a una dieta totalmente aburrida, el organismo reacciona con sustancias químicas que exigen placer y satisfacción. La lección que nos enseña el neuropéptido Y es que no podemos escapar al imperativo biológico de celebrar y disfrutar. Independientemente de lo mezquinos que seamos con la comida, el cuerpo no admite que se le niegue lo que necesita.

El tipo de sustancias químicas que la mayoría de las personas vinculan con el placer es el de las endorfinas. Estas sustancias son producidas naturalmente en distintas partes del cuerpo (sobre todo en el cerebro y el sistema digestivo) y existen, en parte, para hacernos felices. El simple acto de comer hace que aumenten nuestros niveles de endorfinas. Esto nos dice que comer es una experiencia inherentemente placentera porque así lo determina la bioquímica del organismo. Lo más insólito de las endorfinas es que no son sólo moléculas de placer, sino que también estimulan la movilización de grasas. En otras palabras, la misma sustancia química que nos hace sentir bien hace que se queme la grasa del cuerpo. Además, mientras más endorfina se libere en su tracto digestivo, más sangre y oxígeno se enviarán a éste. Esto se traduce en una digestión y asimilación más completa y, en última instancia, en una mayor eficiencia del proceso de quemar calorías.

Por supuesto, con esto no quiero decir que uno puede comer toneladas de postres o de comida chatarra y que todas esas calorías se quemarán siempre que uno sienta placer. Lo importante es que la química del placer está intrínsecamente diseñada para potenciar el metabolismo. Cuando aprovechamos inteligentemente esta realidad biológica, nuestra salud puede prosperar. Pero si no recibimos el placer que el cuerpo y el alma exigen cada día y en cada comida, sufriremos. En el Mahabharata, el antiguo poema épico de la India, se nos dice: "Es mejor arder en llamas, aunque sea por un momento, que yacer para siempre sobre las brasas de los deseos insatisfechos".

Muchos decimos que nos encanta comer, pero cuando lo hacemos demasiado rápido o sin prestar atención o con una buena dosis de culpabilidad, el sistema nervioso central y el sistema nervioso entérico registran solamente un mínimo de sensaciones placenteras. El resultado es que nos sentimos impulsados fisiológicamente a comer más. Nos vemos obligados a correr tras el placer que nunca recibimos plenamente, aunque siempre lo tenemos a nuestro alcance.

Así que, si usted es de los que creen que pueden controlar su apetito y de esta manera bajar de peso privándose de placer, le sugiero que reevalúe inmediatamente esta forma de pensar. Todavía no he conocido a ninguna persona que haya logrado bajar de peso y mantenerse delgada imponiéndose a su impulso natural e innato de disfrutar y celebrar la comida. Bajar de peso mediante la limitación del placer es como dejar de respirar para abandonar el hábito de fumar. Nunca podremos aumentar la capacidad metabólica del cuerpo si limitamos lo que es esencial para la vida.

## El placer cataliza la respuesta de relajación

La clave del potente efecto del placer para balancear su apetito es que promueve una respuesta fisiológica de relajación. Cuando más comemos en exceso es cuando estamos ansiosos, estresados o sin prestar atención. Una persona que come relajadamente y disfruta este placer tiene un control natural. Una persona que come mientras está estresada produce mayor cantidad de cortisol, la hormona de estrés a la que nos hemos referido en varias ocasiones. Lo sorprendente es que el cortisol nos vuelve insensibles al placer. Ésta es otra de las funciones impresionantes de esta sustancia química. Cuando uno está inmerso en la respuesta de luchar o huir y tratando de escapar de un lobo hambriento, no hace falta que el cerebro se entretenga sintiéndose bien ni se ponga a pensar en el chocolate. Todo nuestro ser necesita centrarse en la supervivencia.

Por eso, cuando el cortisol nos vuelven insensibles al placer en nuestro estrés cotidiano, necesitamos comer más para sentir la misma cantidad de placer que cuando estamos relajados. Esto significa que si uno teme el placer o está ansioso en cuanto a la posibilidad de aumentar de peso o asustado por la perspectiva de comer un postre, generará más cortisol. Esta sustancia inundará su torrente sanguíneo, lo volverá insensible al placer e, irónicamente, creará la misma profecía autocumplida que usted temía desde un principio, o sea, "si como algo que me dé placer, no podré parar de comerlo".

¿Se da cuenta de cómo nuestros temores nutricionales contribuyen a crear nuestra realidad metabólica?

Al placer le gusta la lentitud. Prospera en un espacio cálido, íntimo y acogedor. Revela sus secretos más profundos cuando nos deshacemos de toda pretensión de rapidez y permitimos que la intemporalidad y la sensualidad nos hagan estar presentes en cada momento. La promesa de rapidez (comida rápida, automóviles rápidos, servicio rápido, resultados rápidos) nos ha hecho que lo veamos todo borroso, o sea, que no veamos nada. Entonces lo compensamos con la "intensidad" (trabajo intenso, diversión intensa, muerte intensa), que nos deja exhaustos y rígidos. Podemos terminar con arterias endurecidas, corazones endurecidos, articulaciones endurecidas o huesos que se destruyen bajo el peso de una vida de alto impacto.

El placer es el antídoto esencial.

## Poner en perspectiva el placer

Epicuro es reconocido como la autoridad de la antigüedad sobre los placeres del paladar. Honramos a este patriarca griego cada vez que utilizamos la descripción "delicia epicúrea" para referirnos a una comida. No obstante, pocos se dan cuenta de que Epicuro no era un glotón adicto al placer; era en realidad un hombre sencillo y austero que escogía sus placeres con gran cuidado y sabiduría, y los disfrutaba profundamente. Quizás la mejor manera de resumir toda su filosofía sobre el placer se resume en sus propias palabras: "Es imposible vivir placenteramente sin vivir de forma sabia, buena y justa, y es imposible vivir de forma sabia, buena y justa sin vivir placenteramente".

Encuentro que muchas personas temen al placer de la comida y batallan contra él, o sucumben constantemente y sin mucho control a sus deseos de comer. Los dos extremos dañan el cuerpo y la psiquis. Epicuro nos indica que hay un término medio. Utilizar sabiamente el placer significa acogerlo con deleite. Significa recurrir a placeres "sanos" y moderarse con los placeres "no sanos" para que al menos éstos hagan el mínimo de daño y para tratar de contribuir a la meta de mejorar nuestro metabolismo. Desafortunadamente, muchas personas se quedan atascadas en la idea de que, como muchas comidas placenteras "son malas para uno", comerlas en cualquier circunstancia es perjudicial. Esa perspectiva sobre la nutrición es anticuada.

Veamos el caso del chocolate. Algunos expertos aseguran que el chocolate es malo para la salud porque contiene azúcar y grasa. Otros señalan abundantemente que el chocolate contiene magnesio y antioxidantes, por lo que es bueno para la salud. ¿Quién tiene la razón?

Pues bien, todos tienen la razón. La respuesta a esa pregunta radica en la cantidad de chocolate que uno ingiera. O sea, la dosis es la que determina el veneno. Muchas sustancias o alimentos pueden ser beneficiosos en pequeñas cantidades y tóxicos en grandes cantidades. También es cuestión de calidad. ¿Su chocolate ha sido producido con integridad y con buenos ingredientes? ¿Usted come el chocolate de forma relajada, consciente y celebratoria? Todos estos factores contribuyen a determinar el verdadero valor nutricional del chocolate en cada momento. Sí, determinados alimentos, como las frutas, son intrínsecamente sanos y también nos pueden proporcionar placer. No obstante, muchos alimentos que podrían considerarse placeres "no sanos" pueden ser neutrales para el organismo, e incluso pueden beneficiar al metabolismo cuando los consumimos en dosis moderadas y con deleite.

En breve entraré en más detalles a este respecto. Veamos primero este relato.

Winnie, una atareada mujer de 34 años y madre de tres hijos, acudió a mí con un problema alimentario que se le había intensificado después que tuvo hijos: ansiaba constantemente comer chocolate. No importaba cuánto chocolate comiera, siempre quería más y nunca se sentía satisfecha. Winnie era capaz de describir detalladamente todas sus variantes favoritas de chocolate y por qué la estimulaban tanto. Quería saber cuál era la gravedad de su problema, pues quería deshacerse de él, pero sin deshacerse del chocolate por lo mucho que le gustaba.

Winnie era delgada, nunca había tenido problemas de exceso de peso pero, de todos modos, le preocupaba que, si se entregaba a sus ansias de chocolate, aumentaría de peso. Además, Winnie se preguntaba si, al controlar sus ansias y reducir el consumo de chocolate, lograría de hecho bajar de peso, aunque en realidad no quería comer menos chocolate ni bajar de peso. Preguntaba sólo por curiosidad.

Lo que me sorprendió de esta maravillosa mujer fue que, cuando me relató los detalles precisos de su ritual diario con el chocolate, me di cuenta de que en realidad no consumía tanto chocolate. Quizás una barrita de Milky Way después del almuerzo, a veces una sola galleta con pedazos de chocolate después de la cena. Pero la mayoría de las veces tomaba después de la cena una natilla o un helado de chocolate sin grasa y bajos en calorías. Nunca comía chocolate más de dos veces al día; normalmente lo comía una sola vez, y algunos días pasaba por completo sin él. Al entrar en más detalles, pude saber que Winnie comía chocolate rápidamente. A menudo se sentía estresada y, en general, nunca disfrutaba la comida porque andaba en un apuro constante por atender a sus tres hijos de edad escolar. Padecía además de estreñimiento crónico, lo que me pareció importante, pero ella había aprendido a sobrellevarlo.

Le sugerí a Winnie que tal vez tenía tanta ansia de chocolate porque en realidad nunca lo probaba. Sí, comía chocolate, pero nunca recibía todo el placer que buscaba. No generaba una reacción química de placer en su cuerpo y, por lo tanto, no satisfacía su deseo del corazón ni lo que le exigía su respuesta digestiva de la fase cefálica. Le expliqué que mientras más elevado fuera su nivel de cortisol (ansiedad y estrés) más reducida sería su capacidad de experimentar una respuesta fisiológica de placer. No sólo esto, sino que la mayor parte del chocolate que consumía era "impotente". Muchas de sus golosinas de chocolate no contenían grasa. Las investigaciones nos indican que una proporción de 50 por ciento de grasa a 50 por ciento de azúcar produce la mayor liberación de endorfinas en el cuerpo, o sea, "un verdadero orgasmo alimenticio".[5] La mísera natilla de chocolate sin grasa que Winnie comía no tenía el rendimiento debido y, por eso, la dejaba insatisfecha.

El remedio que propuse a Winnie fue sencillo: que comiera más chocolate. Que comiera chocolate de verdad. Que hiciera lo impensable y entrara en una buena chocolatería y comprara lo que se le antojara. Que previera un pequeño postre después de cada cena o que comiera un poquitín de chocolate después de cada almuerzo. Que lo comiera lentamente, respirara y lo disfrutara a plenitud.

Winnie siguió este plan de acción. En menos de un mes desaparecieron sus "ansias" de chocolate y, aunque comía con placer todo el buen chocolate que se la antojara, nunca aumentó de peso. Ahora el chocolate era parte habitual de la dieta de Winnie; le gustaba y lo deseaba pero no se obsesionaba ni se preocupaba por él. Su relación con el placer sufrió un cambio. Ahora lo aceptaba como un derecho innato en lugar de resistirse y refrenarse.

Mi parte favorita de esta historia es que, al cabo de ese tiempo, Winnie dejó de padecer de estreñimiento y abandonó permanentemente el uso de laxantes. Quizás algunos expertos digan que ese efecto se debió al magnesio contenido en el chocolate. Otros se lo adjudicarían a la grasa extra. Los escépticos dirían que fue pura coincidencia. Pero al menos, ¿puede imaginarse cómo la química del placer relajó su sistema de evacuación, crónicamente tenso? No lo dude. Abrirse a más placer puede estimular el metabolismo y hacer que el cuerpo vuelva a su estado natural de equilibrio.

## La salud es placentera

Quiero postular que la salud y, por extensión, cualquier acción que la promueva, es inherentemente una experiencia profundamente placentera. Cuando uno consume un alimento que es verdaderamente sano para uno, el cuerpo responde con un gran "¡sí!" biológico: activa un circuito de placer que es distinto, pero no menos potente, que las conexiones de placer que se establecen cuando uno ingiere una hamburguesa con queso o papas fritas o un helado. Las comidas sanas son las que el cuerpo reconoce como la justa medida biológica para promover algún aspecto de la plenitud del potencial metabólico. Una comida sana toca una fibra resonante en lo más hondo de nuestra inteligencia celular. El sonido que produce es perfecto y benéfico.

La salud es placentera. Los alimentos sanos también lo son. Lo mismo ocurre con los alimentos en su estado natural o en su estado más fresco, los alimentos de alta calidad y los platos creativos. Y cualquier alimento que conserve su personalidad, encanto y fuerza vital es también placentero.

Muchos de nosotros carecemos de experiencias de este tipo. Esto se debe a que el estilo de vida apresurado, con comidas rápidas y ejercicios rápidos hace que se cierre una puerta de percepción y que tengamos un umbral más bajo de placer. Nos aclimatamos a alimentos poco sanos, de poco placer y producidos en masa. Nuestro vocabulario relacionado con el placer se reduce y vivimos, sin darnos cuenta, en un mundo en el que la felicidad que experimentamos nunca está a la altura de su verdadero potencial.

Quizás usted se diga a sí mismo que le encanta el yogur congelado sin grasa, o cualquier otro alimento de dieta, pero la verdad es que no le encanta. No hay ningún encanto en ello. Usted se ha conformado con menos; ha jugado una treta a su metabolismo y se ha engañado a sí mismo al creer que está comiendo algo sustancioso. Cada vez que alguien me dice lo mucho que le gusta un dulce de chocolate bajo en calorías, sin grasa y edulcorado artificialmente, yo le digo que es como acostarse con un hombre con quien realmente no quiere estar, pero es la única persona disponible y lo mejor que usted puede conseguir en ese momento, y por eso se conforma con él. Comer alimentos que dan falso placer es casi lo mismo que acostarse con un amante momentáneo. Sí, los alimentos de dieta y la comida chatarra pueden proporcionar gran placer. Pero los alimentos verdaderos pueden proporcionarle mucho más que eso.

## Hechos para los dulces, y para la grasa

Otra pieza del rompecabezas que une el placer con la capacidad metabólica es la percepción de sabores dulces. He conocido a muchas personas que creen que tienen un problema porque les encantan los dulces. Al vernos atrapados entre este deseo indestructible y su supuesto resultado (el aumento de peso), es fácil que nos sintamos injustamente timados por el destino. Sin embargo, la buena noticia es que si usted cree que tienen debilidad por los dulces y que eso representa un problema, no es así. Es que estamos hechos para los dulces.

Como recordará de sus primeras lecciones de biología, los seres humanos tenemos en la lengua cuatro tipos de papilas gustativas, que nos permiten detectar los sabores dulce, salado, ácido y amargo. Si contáramos cuántas papilas hay de cada tipo, veríamos que la inmensa mayoría son de la variedad capaz de detectar sabores dulces y que esas grandes cantidades de "papilas dulces" se encuentran principalmente en la parte delantera y central de la lengua, o sea, las que suelen entrar en contacto con la mayor parte de nuestros alimentos.

Y, ¿sabe usted qué hacen todas esas papilas gustativas dulces en su lengua? Pues, están ahí, esperando algo dulce.

Ésa es la función de estas papilas gustativas. Están al acecho, esperando la oportunidad de recibir una molécula dulce y enviar al cerebro una señal electroquímica con el único objetivo de producirle un estímulo. De hecho, sus papilas gustativas dulces tienen forzosamente que cumplir esta función. Imagínese lo que pasaría si le vendaran los ojos durante un día y le impidieran utilizar el sentido de la vista. Quizás sea una experiencia novedosa durante los primeros minutos, pero lo más probable es que al rato se vuelva desagradable y quizás incluso insoportable. Los sentidos del cuerpo (vista, oído, tacto, sabor, olfato) tienen que satisfacerse. Si pudiéramos "vendar" nuestras papilas gustativas dulces y privarnos del placer de las golosinas, o si usamos constantemente edulcorantes artificiales, el resultado es la desarmonía, y entonces ansiamos aún más los dulces.

Por cierto, el mismo concepto se aplica a la sal. ¿Cree usted que Dios le dio papilas gustativas altamente complejas, capaces de detectar la sal, sólo para torturarlo y aumentar su presión sanguínea?

Lo importante es no consumir cantidades tóxicas de azúcar y sal. Cualquier cosa que resulte placentera en pequeñas cantidades se torna dolorosa en grandes dosis. Incluso su canción favorita, si la escucha repetidamente durante horas y horas, llegará a resultar irritante. El hecho de pasarse dos semanas seguidas en compañía de su mejor amigo podría arruinar la amistad. Tenemos que monitorear nuestra dosis de placer al mismo que tendríamos que hacerlo con cualquier fármaco potente. Pero también tenemos que asegurarnos de obtener lo suficiente.

Así pues, desde una perspectiva evolutiva, el sabor dulce es una recompensa biológica. Nos da una razón para seguir viviendo. ¿Alguna vez se ha percatado de que, después de comer, uno quiere probar algo dulce y que incluso un pequeño bocado del postre de otra persona lo puede satisfacer? Es el sistema nervioso central, que le pide "vitamina P" (de "placer") a través de terminales nerviosas especializadas, denominadas papilas gustativas dulces, que a menudo necesitan un estímulo mínimo para satisfacer este componente clave de la respuesta digestiva de la fase cefálica.

Otro obstáculo que nos impide recibir todo el poder metabólico del placer es la manera en que vemos las grasas. Específicamente, nuestros conceptos erróneos sobre la biología de la grasa hacen que muchos temamos la grasa contenida en los alimentos, que sigamos dietas bajas en grasa y que suframos consecuencias inimaginables para la salud. Prívese del placer de la grasa y se privará del pleno poder del metabolismo.

Hemos visto que las grasas sanas son esenciales para la vida. Como suele suceder a la naturaleza, cuando algo es necesario para nuestra existencia biológica, nos causa sensaciones agradables. Tome agua fresca cuando esté deshidratado y notará la recompensa. Respire profundamente después de haber estado sumergido un rato y experimentará un deleite inmediato. Ingiera un alimento que contenga grasa y se sentirá satisfecho. Esto se debe a que la grasa es necesaria para el cuerpo, y la satisfacción de esta necesidad produce sensaciones agradables. Nuestra programación genética hace que sintamos sensaciones de placer en la lengua, en el sistema digestivo y en el cerebro. Así pues, la grasa, el placer y la supervivencia son inseparables. Conforman una trinidad del cuerpo. Pero, si usted es como la mayoría de los estadounidenses, probablemente separa los elementos de esta trinidad en su vida cotidiana y sufre las consecuencias.

Aunque para su supervivencia el cuerpo necesita grasa, si usted cree que es mala, hará todo lo posible por evitarla. Sin embargo, como la grasa produce inherentemente placer, lo tentará una y otra vez como una voz distante en su desierto nutricional, para que rompa una regla que usted piensa que es una ley cósmica pero que ha sido creada erróneamente por nutricionistas, médicos y expertos que son perfectamente capaces de equivocarse. Si usted consigue llevar una dieta extremadamente baja en grasas, tarde o temprano presentará signos de deficiencia clínica o subclínica de grasa. Algunos de los signos de esta afección comprenden la debilidad, irritabilidad, fatiga, piel reseca o grasa, acné, cabello dañado, caspa, psoriasis, uñas quebradizas, malestares digestivos, depresión, irritabilidad, enrojecimiento de los párpados, susceptibilidad a los resfriados, dolores en las articulaciones, estreñimiento y (sorprendentemente) aumento de peso o incapacidad de bajar de peso.

En un estudio realizado en la Universidad Bowman-Gray, los científicos separaron a unos monos en dos grupos. Los del primer grupo recibieron una dieta con un contenido normal de grasa mientras que los del segundo grupo recibieron una dieta sin grasa. Transcurrido cierto tiempo, los investigadores observaron que los monos que comían la cantidad normal de grasa se comportaban como monos normales, o sea, eran juguetones y activos. Los monos que seguían la dieta sin grasa se volvieron nerviosos y violentos, y algunos de ellos llegaron incluso a tratar de matar a otros.

Si usted conoce a alguien que esté siguiendo una dieta sin grasa, me imagino que esta información le resultará muy útil, al menos para su propia protección. Además, por cierto, ninguno de los monos que seguían la dieta sin grasa bajó en absoluto de peso.

## El placer sana

Louise, una secretaria jurídica de 51 años, pidió una cita para verme porque estaba aburrida de su dieta y quería algunas nuevas ideas y sugerencias de menú. Se describió a sí misma como el tipo de persona que come lo mismo todo el tiempo.

Ésta era la dieta de Louise. El desayuno consistía en café y medio bagel con margarina. El almuerzo era una ensalada con aderezo sin grasa y requesón sin grasa con un refresco de dieta. En la tarde consumía un yogur congelado sin grasa. Ése era su momento favorito del día. La cena consistía en pollo sin pellejo con vegetales y arroz o una comida congelada de Lean Cuisine. El postre era galletas dulces sin grasa. No es de sorprender que estuviera aburrida.

Pero el aburrimiento era el menor de los problemas de Louise. Me confesó que llevaba casi dos años siguiendo este plan alimenticio con el propósito de bajar de peso, y que sólo había perdido unas libras. Aunque no había acudido a mí en busca de consejos de salud, me reveló que desde que había comenzado esta dieta el cabello se le había vuelto quebradizo y la piel, extremadamente seca, sentía fatiga, tenía frecuentes resfriados y siempre sentía hambre. ¡La dieta de Louise era virtualmente sin grasas y ella estaba pagando el precio!

Aunque le expliqué con detalles precisos cómo todos sus síntomas apuntaban a una deficiencia clínica de grasa, Louise quedó pasmada ante mi recomendación de que untara mantequilla fresca de cacahuete en el bagel y aceite de oliva en la ensalada, que comiera salmón fresco en lugar de comidas preparadas y congeladas y que optara por helado de verdad en lugar de un helado falso sin grasa. Louise insistió en que disfrutaba los alimentos sin grasa y no podía de ningún modo comer nada "grasiento" porque no podría parar y aumentaría de peso.

El mayor temor de Louise no era a la grasa. Lo que más temía era el placer. Su relación con los alimentos era un reflejo de su relación con la vida. No sólo le aburría la comida, le aburría la vida. Louise me contó cómo había caído en la rutina con su empleo, su matrimonio y su vida social. Casi no tenía disfrute en su vida y, de la misma manera en que se había convencido a sí misma de que su trabajo no era tan malo como para dejarlo, se había convencido de que los alimentos sin grasa sabían bien. Mientras menos grasa comía, menos placer sentía y más síntomas de dolor y disfunción desarrollaba su cuerpo. De modo que el mayor desafío que afrontábamos no consistía en hacer que Louise consumiera alimentos con grasa, lo cual ya era suficientemente difícil, sino en cultivar su confianza en el placer.

Louise y yo pusimos manos a la obra y trazamos un plan para ir reintroduciendo lentamente la grasa sana en su dieta. A medida en que vio disiparse algunos de sus síntomas, y que se dio cuenta de que podía comer un cacahuete o una aceituna y no aumentar de peso, Louise fue tomando más confianza en este método. Al paso de un año, se transformó en una mujer más feliz, positiva y llena de vitalidad. Todos sus síntomas de deficiencia de grasa desaparecieron. Su piel se veía sana y su cabello, lustroso, y le volvió su energía. Reconoció que, por primera vez desde que era niña, disfrutaba comer.

La mayoría de los médicos inteligentes dirían que el causante directo del alivio de los síntomas de Louise fue la adición de ácidos grasos esenciales. Estoy de acuerdo con eso en un 100 por ciento, pero añado este importante detalle: el placer sana. No fue la simple química del metabolismo de las grasas lo que hizo que mejoraran el aspecto y el ánimo de Louise. La aceptación y expresión del placer también la ayudaron a resaltar su verdadero resplandor.

¿Se da cuenta la fascinante conexión que existe entre el metabolismo nutricional, el placer y la belleza? ¿Entiende por qué se trata de un fenómeno de la mente, el cuerpo y el espíritu? ¿Hay algún aspecto de su propia vida en el que abrir la puerta al placer podría producir un logro similar?

Cuando el placer está prohibido, nunca lo recibimos verdaderamente. El cuerpo lo anhela y batallamos firmemente contra él o le ofrecemos sustitutos ineficaces, por ejemplo, alimentos sin grasa, sin sabor y producidos en masa que nos dejan insatisfechos. Es hora de seguir un nuevo criterio.

## Semana 5: Su tarea principal

Esta semana es su oportunidad de profundizar en los placeres de la comida. Es un momento en el que usted puede centrarse en las sensaciones de deleite producidas por los alimentos y de los efectos cálidos y agradables que invaden al cuerpo después de consumir una comida beneficiosa para la salud. Profundizar hasta el nivel del placer es cuestión de dejar de ver la comida desde un punto de vista intelectual y verla desde el punto de vista de la sensualidad de cada célula. Es su oportunidad de explorar y experimentar con el uso sabio de la felicidad.

### Ejercicio: Inventario de placeres de los alimentos sanos

Comience su semana con los placeres más confiables, o sea, los placeres sanos. Anote en su diario un inventario de todos los alimentos que usted ha aprendido (o que cree o intuye firmemente) que son sanos para usted y tienen el efecto positivo adicional de aportarle una experiencia placentera. En esta lista pueden figurar las frutas, el pescado, las nueces, las comidas macrobióticas, un jugo fresco, una tortilla de huevos, un batido de frutas, su ensalada favorita, un caldo de pollo, un cuenco de avena, coco fresco, una taza de té, una copa de vino, ajo, en fin, lo que sea. Tenga en cuenta que está accediendo tanto a sus conocimientos intelectuales como a su propia experiencia corporal, así que deje de tratar de saber con una certidumbre absoluta y universal si un alimento es o no verdaderamente sano.

Su tarea de esta semana consiste simplemente en incluir cada día al menos tres de estos alimentos o ingredientes en sus comidas.

Coma con conciencia, prestando atención a la sensaciones placenteras de la lengua, el estómago y cualquier otra parte del cuerpo que registre sensaciones de placer. Fíjese en las maneras especiales en que usted siente un placer sano. ¿Lo hace sentirse más ligero? ¿Más satisfecho? ¿Feliz consigo mismo? ¿Le da una sensación de logro? ¿Puede intuir los beneficios a largo plazo que esto le puede aportar a su salud?

A medida que permita que se revelen más plenamente los placeres producidos por alimentos sanos, de calidad, escrupulosamente preparados, encontrará que disminuye su tolerancia a los alimentos de baja calidad. Habrá cultivado un gusto superior que será más acorde con sus necesidades metabólicas. El resultado es que tendrá alimentos más placenteros entre los que escoger porque su harén de alimentos se habrá multiplicado y usted hará mejores elecciones en general sobre los alimentos que le proporcionan sustento y goce.

El siguiente ejercicio es para aprender a hacer que los placeres "no sanos" funcionen para usted. Es como un crédito extra, así que hágalo únicamente si está interesado en confiar y creer en usted mismo.

### Ejercicio: Inventario de placeres de comidas prohibidas

Dedique unos momentos a anotar en su diario cualquier tipo de alimento que lo estimule, independientemente de que usted u otras personas crean que son alimentos "prohibidos" o poco sanos. Incluya en su lista alimentos específicos que le proporcionen gran placer, comidas específicas, marcas específicas y cualquier otro detalle que sea importante para crear una plena sensación de placer.

Cuando haya terminado su lista, estúdiela. Observe sus reacciones a lo que ha escrito. ¿Qué le enseña esta lista acerca de usted mismo? ¿Cuán a menudo consume usted estos alimentos? ¿En compañía de quién? ¿Cuáles de ellos le despiertan el mayor deseo? ¿Cuáles le causan la mayor sensación de culpabilidad?

Su asignación de crédito extra de esta semana consiste en comer uno o dos de estos alimentos o comidas prohibidos. En lugar de desterrar estos placeres, colóquelos sobre un pedestal, venérelos trayéndolos a un nivel terrenal y poniéndolos sobre su mesa en una ocasión especial. Cómalos lentamente, tómese su tiempo y deshágase de toda culpabilidad. ¡Celebre!

Después de haber disfrutado de su placer prohibido, fíjese en cómo se siente. ¿Su cuerpo reacciona de alguna manera ante este alimento? ¿Éste hace que aumente o que disminuya su nivel de energía? ¿Qué pasa con su estado de ánimo? ¿Cómo se siente a la mañana siguiente? Consulte su sabiduría intestinal. ¿Este alimento debe quedar excluido de su dieta, o es realmente algo que usted necesita? ¿Puede consumirlo ocasionalmente y obtener algún beneficio de él? Elija usted.

Si usted sabe que es del tipo de personas que necesitan un placer prohibido cada día, planifique una hora específica cada día para comer su golosina, por ejemplo, después del almuerzo o la cena o ya entrada la tarde. El hecho de saber que recibirá su recompensa siempre a una misma hora hará que no tenga que preocuparse tanto por no obtener lo que desea y le proporcionará algo interesante que esperar cada día. Si se trata de una golosina de baja calidad, con alto contenido de grasa y de azúcar a la que usted no puede renunciar bajo ningún concepto, cómala solamente una o dos veces al mes. Si con eso no le basta, hágalo un poco más a menudo.

En la medida de sus posibilidades, sustituya sus alimentos prohibidos que le dan placer con versiones orgánicas de mayor calidad. Escoja un tamaño de porción que lo haga sentir que ha obtenido el placer que desea y, al mismo tiempo, le haga sentirse bien, a sabiendas de que ha respetado sus límites naturales. Recuerde, no existe ninguna fórmula para determinar las cantidades adecuadas a cada persona. De lo que se trata es de darle a usted mismo el poder de decisión en su relación con los alimentos y el placer. El resultado será la potenciación de su metabolismo. Si su nutricionista o experto en salud piensa que éste es un consejo inadecuado, déle a esa persona un abrazo y envíele chocolates.

## *Priorizar el placer*

Coma lo que coma, su meta principal en la semana 5 es hacer que del 85 al 100 por ciento de sus comidas y merienda sean placenteras. Todo lo que entre en su boca deberá ser una oportunidad de deleite sensual. La estrategia para ayudarlo a llegar a ese punto es hacerse a sí mismo esta sola pregunta mientras come: "¿Este alimento me produce placer?"

Si la respuesta es afirmativa, disfrútelo. Si es negativa, tome un momento para analizar sus opciones. Puede cambiar lo que come o cambiarse a sí mismo. El hecho de empezar por cambiarse a sí mismo puede ayudarle a derivar más placer de las comidas. Esto significa comer prestando más atención y de forma relajada, y deshaciéndose momentáneamente de todas las preocupaciones para que pueda estar presente con su comida. Saboree lo más profundamente posible todo lo que coma para que pueda encontrar los placeres de sanación ocultos en estos alimentos. Opte por experimentar la alegría de comer cada vez que ingiera alimentos.

Si la comida le da muy poco placer incluso cuando la saborea plenamente, quizás sea porque usted no ha elegido sabiamente su alimento o porque éste es de muy poca calidad. El hecho de prestar atención a nuestra comida y sentirla con una capacidad de discriminación relajada a menudo nos revela que no disfrutamos realmente mucho de los alimentos que escogemos. Consulte a su sabiduría intestinal, o sea, su sistema nervioso entérico, para descubrir más ideas acerca de estos alimentos y de si debe o no eliminarlos.

Sabemos que ciertos alimentos que no dan placer en el momento pueden proporcionar beneficios para la salud más tarde en el día (o más adelante en la vida). Para muchas personas, y en especial los niños, en esta categoría entran los vegetales, ensaladas, granos integrales, sopas caseras, algas y hierbas e infusiones medicinales. Una vez más, consulte a su sistema nervioso entérico para determinar el lugar que ocupa cada alimento particular. Muchas veces, el hecho de saber que un alimento es beneficioso para la salud constituye un placer en sí mismo.

Del mismo modo, muchos alimentos que aportan placer a corto plazo pueden ir en detrimento de nuestro placer más tarde en el día (o más adelante en la vida). El consumo excesivo de azúcar, café y frituras es un ejemplo típico de esto. No obstante, si estos alimentos se comen ocasionalmente y en cantidades moderadas, pueden ser neutrales o incluso beneficiosos. Una vez más, la sabiduría de su sistema entérico es la última palabra cuando se encuentre ante estas opciones.

El secreto de la activación del poder metabólico del placer en su cuerpo es la confianza. Del mismo modo que usted ha aprendido con el tiempo a confiar en un amigo o en un socio de negocios, también es necesario que confíe en el placer. Deshágase de sus recelos y conceda al cuerpo y el alma lo que éstos necesitan. Confíe en el placer, confíe en su capacidad de experimentarlo y de controlarse a sí mismo, y confíe en que, incluso si usted consume una cantidad excesiva de un alimento placentero y se siente culpable o enfermo, aún puede recuperarse, reorganizarse y redescubrir continuamente las posibilidades de regocijo y armonía con las comidas. Conceda al placer la confianza que merece, y las recompensas vendrán por sí solas.

## Ejercicio: Inventario del placer personal

Seguidamente, haga una lista que incluya todo lo que le da placer en la existencia: personas, lugares, vacaciones, temas de conversación, una silla favorita, una noche perfecta, un producto de belleza, un baño, una revista favorita, cualquier cosa legal o ilegal, deleites sensuales, flores, tonterías, cosas sencillas. Si nunca ha hecho un inventario total de lo que lo deleita, sea completo y atrevido. Fíjese en cómo usted es capaz de reconocer y admitir algunos placeres de su lista, mientras que otros tal vez le parezcan tabú.

Una vez que haya puesto su alma al desnudo y haya revelado todos sus placeres terrenales, lea bien esa lista como si usted fuera un científico social que se estudia a sí mismo. Interésese más en el tema de su relación con el placer. ¿Esta lista le enseña algo acerca de usted mismo que antes no conocía? ¿Cuáles son los placeres que usted se permite disfrutar con mayor insistencia? ¿Cuáles son los placeres que parecen estar más ausentes de su vida? ¿Cuáles son los mayores placeres? ¿Los más sencillos? ¿Los que más anhela tener? ¿Cuáles se le dan con mayor naturalidad? ¿Cuáles son más "problemáticos"?

A menudo, recibir un placer de la comida cobra una importancia desmedida cuando nos estamos privando de placeres en otros aspectos de la vida. Al obtener amor de diversas maneras, hacemos que la responsabilidad de satisfacernos no recaiga solamente sobre nuestras comidas. Esta semana, además de comer uno o dos alimentos "prohibidos", incluya en su vida un placer no proveniente de la comida al menos dos veces cada día. Permítase sentirse enriquecido por las cosas que sabe que lo deleitan. Además, escoja un placer que pueda disfrutar una vez esta semana y que sea de los que sus efectos se hacen sentir durante varios días. Podría ser un masaje, una visita a un amigo especial, una llamada de larga distancia o una salida a un sitio inspirador.

El placer es, quizás, la recompensa por excelencia. Desde el punto de vista biológico, hace que aumenten nuestras probabilidades de supervivencia, que mejore nuestra salud y que se revitalice nuestro metabolismo. Desde el punto de vista psicológico, su abundancia da la sensación de bienestar, conexión con el prójimo y, simplemente, diversión. Desde el punto de vista espiritual, la recompensa del placer es el descubrimiento de una esencia sagrada oculta dentro de toda la creación terrenal. Ningún otro nutriente puede restaurar del mismo modo el resplandor al cuerpo, el corazón y el alma. Es hora de dar de nuevo al placer la bienvenida a la mesa.

##  Lecciones clave

- Una experiencia placentera con una comida potencia la absorción de nutrientes.

- Una experiencia no placentera la reduce.

- El placer cataliza la respuesta de relajación, lo que contribuye a que predominen el sistema parasimpático y la plenitud digestiva.

• La producción excesiva de cortisol debido al estrés o la ansiedad nos vuelve insensibles al placer. Esto nos hace comer más durante épocas de estrés para poder registrar los efectos placenteros de los alimentos.

• Estamos programados genéticamente para desear y disfrutar los sabores dulces y las grasas. Comer dulces y grasas de calidad garantiza un metabolismo sano.

• La manera en que experimentamos el placer con los alimentos es un espejo de cómo experimentamos el placer en la vida.

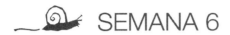 SEMANA 6

# El poder metabólico del pensamiento

*Los pensamientos rigen el mundo*

RALPH WALDO EMERSON

Una de las piedras angulares del metabolismo nutricional no es una vitamina, ni mineral ni molécula. Es nuestra relación con los alimentos. Es la suma de nuestros pensamientos y sentimientos más íntimos acerca de lo que comemos. Examinemos la palabra relación. Cada uno de nosotros, aunque no lo sepamos, forma parte de una unión íntima, permanente y dedicada con el comer. No es accidental que las mismas palabras que describen nuestra relación con las personas caracterizan por igual nuestras relaciones con los alimentos: amor, odio, placer, dolor, expectativas, decepciones, emociones, aburrimiento, incertidumbre, cambio. La relación con los alimentos es una de las más profundas y reveladoras que tendremos jamás.

Rumi, el gran poeta sufi, afirmó una vez: "El saciado y el hambriento no ven la misma cosa cuando tienen una hogaza de pan ante sus ojos". Y el notorio mafioso Al Capone observó astutamente: "Cuando yo vendo bebidas alcohólicas, le llaman contrabando; cuando mis clientes las sirven en bandeja de plata en Lake Shore Drive, le llaman hospitalidad". Efectivamente, la manera en que cada uno de nosotros piensa en la comida es tan profundamente relativa que, si un grupo de personas estuviera mirando el mismo plato de comida, ninguna de ellas vería la misma cosa.

Digamos, por ejemplo, que estamos examinando un plato de pasta, pollo y ensalada. Una mujer que desee bajar de peso vería calorías y grasa. Reaccionaría favorablemente ante la ensalada o el pollo, pero vería la pasta con temor. Un atleta que trate de desarrollar su masa muscular, al mirar la misma comida, vería proteínas. Se concentraría en el pollo y no prestaría mucha atención a los otros alimentos. Un vegetariano puro vería la desagradable presencia de un animal muerto y no tocaría nada de ese plato. Un granjero avícola, por otra parte, vería con orgullo un buen trozo de carne de ave. Una persona que esté tratando de curar una enfermedad a través de la dieta vería en potencia una medicina o un veneno, según si el plato de comida es permisible o no en la dieta que ha elegido. Un científico que estudie el contenido de nutrientes en los alimentos, vería una colección de sustancias químicas.

Lo sorprendente es que cada una de estas personas metabolizará de forma muy distinta la misma comida en respuesta a sus propios pensamientos. En otras palabras, lo que uno piensa y siente acerca de una comida es un factor tan importante para determinar su valor nutricional y su efecto sobre el peso corporal como lo son los propios nutrientes.

¿Le parece increíble? Veamos los principios científicos en que se basa esto.

## Cómo el cerebro procesa las comidas

La autopista de información formada por el cerebro, la médula espinal y los nervios es como un sistema telefónico a través del cual su mente se comunica con sus órganos digestivos. Digamos que usted está a punto de tomar un helado. El concepto y la imagen de ese helado se registran en el centro superior del cerebro: la corteza cerebral. La información se retransmite desde allí por vía electroquímica al sistema límbico, que se considera la parte "inferior" del cerebro. El sistema límbico regula las emociones y las principales funciones fisiológicas, como el hambre, la sed, la temperatura, el apetito sexual, el ritmo cardiaco y la presión sanguínea. Dentro del sistema límbico se encuentra un conjunto de tejidos del tamaño de un guisante conocido como hipotálamo, en el que se integran las actividades de la mente con la biología del cuerpo. En otras palabras, toma la información sensorial, emocional e intelectual y la procesa hasta obtener respuestas fisiológicas.[1] Esto es poco menos que un milagro.

Si el helado es de su sabor favorito (por ejemplo, de chocolate) y usted lo consume con pleno deleite, el hipotálamo modulará esta información positiva mediante el envío de señales de activación a través de las fibras nerviosas parasimpáticas a las glándulas salivales, el esófago, estómago, intestinos, páncreas, hígado y vesícula biliar. Se estimulará la digestión y usted conseguirá una mejor descomposición metabólica del helado y, por lo tanto un consumo más eficiente de sus calorías.

Si siente culpabilidad o se juzga desfavorablemente por tomarse el helado, el hipotálamo tomará esta información negativa y enviará las señales correspondientes a través de las fibras simpáticas del sistema nervioso autónomo. Esto pone en marcha respuestas inhibitorias en los órganos digestivos, lo que significa que usted ingerirá su helado, pero no lo metabolizará del todo. Tal vez permanezca más tiempo de lo debido en su sistema digestivo, lo cual puede ir en detrimento de su flora intestinal beneficiosa y hacer que aumente la liberación de subproductos tóxicos en el torrente sanguíneo. Además, las señales inhibidoras en el sistema nervioso pueden mermar la eficiencia de su quema de calorías, lo cual le haría almacenar en forma de grasa corporal una mayor cantidad de su helado repleto de culpabilidad. Por eso los pensamientos que uno tenga sobre los alimentos que ingiere se vuelven realidad instantáneamente en su cuerpo a través del sistema nervioso central.

Nuestros pensamientos también tienen un efecto directo sobre la secreción de hormonas, que son unas de las sustancias químicas metabólicas más potentes que conocemos. La información producida por la ingestión de helado viaja desde la corteza cerebral hasta el hipotálamo y produce su efecto sobre la pituitaria, la glándula principal del sistema endocrino que se encuentra situada en la base del cerebro. La glándula pituitaria trasmite información del reino de la mente al idioma de las hormonas. Retransmite señales hormonales al páncreas, las glándulas suprarrenales, la glándula paratiroidea, los riñones y la glándula tiroidea. ¿Recuerda la respuesta de insulina de la fase cefálica que es capaz de hacerlo aumentar de peso con sólo pensar en el helado? Esto se debe a un mecanismo endocrino que opera a través del páncreas.

O analicemos la importancia de la glándula tiroidea. Muchas personas ya saben que una tiroides que funcione adecuadamente es un requisito clave para mantener un metabolismo sano. Si usted no produce suficiente hormona tiroidea, es muy probable que se sienta cansado, perezoso o deprimido. Y probablemente sentirá que, por muy pocos alimentos que ingiera, de todas formas no logrará bajar de peso. Resulta interesante el hecho de que mantener una actitud sana con respecto al helado promueve la liberación de la hormona tiroidea, que a su vez hace que aumenten su producción de hormonas digestivas y la motilidad del tracto digestivo y acelera la tasa metabólica de casi todas las células del organismo. ¡Y para lograr todo esto no tiene que tomar un medicamento para la tiroides sino profesar cariño y respeto al helado que está tomando!

Por otra parte, la ansiedad al pensar en el helado tendría un efecto inhibitorio sobre la hormona tiroidea, que se traduciría en la reducción del metabolismo y el aumento del consumo de grasa. También puede estimular la liberación de hormonas de estrés que, como hemos visto, contribuyen a la ineficiencia de la digestión, el desaprovechamiento de nutrientes, la pérdida de calcio y el aumento de peso.

Así pues, no sólo hemos visto que el hecho de comer bajo estrés hace que disminuya el metabolismo, sino que los pensamientos estresantes tienen el mismo resultado. El cerebro no hace distinción entre un factor causante de estrés verdadero y uno imaginario. Si uno está sentado en una habitación feliz y contento, sin nadie que lo moleste, y comienza a pensar en una persona que lo agravió hace cinco años, si la carga negativa de esa experiencia le sigue afectando, su organismo pasará rápidamente al estado fisiológico de estrés: aumento del ritmo cardiaco y de la presión sanguínea y disminución de la función digestiva.

Cualquier sentimiento de culpabilidad en relación con la comida, de vergüenza en relación con el cuerpo o de juicio negativo en relación con la salud son para el cerebro factores causantes de estrés e inmediatamente se convierten en sus equivalentes electroquímicos en el cuerpo. Usted podría comer la comida más sana del mundo pero, si tiene pensamientos tóxicos, la digestión de sus alimentos se reduce y su metabolismo de almacenamiento de grasas aumenta. Igualmente, tal vez esté consumiendo una comida poco favorable desde el punto de vista nutricional pero, si su corazón y su cabeza están bien situados, el poder nutritivo de su alimento será mayor.

## Comidas con efecto placebo

Para poder apreciar con plenitud el poder de la mente sobre el metabolismo, examinemos de una forma novedosa uno de los fenómenos más interesantes de la ciencia: el efecto placebo. Le relato mi ejemplo favorito de esta extraordinaria fuerza.

En 1983, unos investigadores médicos estaban probando un nuevo tratamiento de quimioterapia.[2] Un grupo de pacientes de cáncer recibieron efectivamente el medicamento que se estaba probando mientras que otro grupo recibió un placebo (una sustancia química falsa, inocua e inerte). Como quizás usted sepa, la ley exige que las empresas farmacéuticas comparen todos los nuevos medicamentos con un placebo a fin de determinar si el producto en cuestión es realmente eficaz. En el transcurso de este estudio, nadie se sorprendió al ver que el 74 por ciento de los pacientes de cáncer que recibieron la verdadera quimioterapia exhibieron uno de los efectos secundarios más comunes de este tratamiento: la pérdida del cabello. Sin embargo, lo sorprendente fue que el 31 por ciento de los pacientes que recibían la quimioterapia de placebo (una inyección inerte de solución salina) también sufrieron el efecto secundario de perder el cabello. Tal es el poder de las expectativas. La única razón de que los pacientes que recibieron el placebo perdieran el cabello era que ellos mismos creían que lo perderían. Al igual que muchas personas, vinculaban la idea de la quimioterapia con la calvicie.

Entonces, si el poder de la mente es tal que puede hacer que se nos caiga el cabello cuando recibimos un placebo, ¿qué cree usted que sucede cuando nos decimos a nosotros mismos "Esta tarta engorda, no debería comerla" o "Comeré este pollo frito, pero sé que me hará daño" o "Disfruto comer mi ensalada porque sé que es muy buena para la salud"?

Está claro que no quiero decir que podemos consumir un veneno sin que nos haga ningún daño si pensamos que nos hará bien. Lo que sugiero es que nuestras creencias acerca de cualquier sustancia que consumimos pueden influir fuertemente en cómo esta sustancia afecta al organismo. Cada día, millones de personas comen y beben mientras ocupan sus mentes con pensamientos firmes y convincentes sobre su comida. Veamos algunos de los importantes efectos que hemos adjudicado a ciertos alimentos:

"La sal me produce hipertensión."
"La grasa me hace aumentar de peso."
"El azúcar me destruye los dientes."
"No puedo pasar el día sin tomar café."
"Esta carne aumentará mi nivel de colesterol."
"El calcio es bueno para los huesos."

De cierto modo, algunas de esas afirmaciones pueden ser válidas. Pero, ¿no será que estamos estimulando esos efectos? Además, si son en verdad un resultado inherente de ingerir esos alimentos, ¿se da cuenta de cómo podemos potenciarlos con la fuerza de nuestras expectativas?

El efecto placebo no es algo raro e insólito. Aparece bastante comúnmente. Los investigadores han calculado que del 35 al 45 por ciento de los medicamentos por receta podrían deber su eficacia al poder del placebo y que el 67 por ciento de los medicamentos expendidos sin receta, como los remedios para dolores de cabeza y tos y los inhibidores del apetito, también se basan en el efecto placebo. En algunos estudios, la respuesta al placebo llega a ser del 90 por ciento.[3]

Me sorprende que nadie en la comunidad científica haya reconocido el evidente vínculo que existe entre el poder del placebo y los alimentos. De hecho, el efecto placebo viene incorporado en el proceso nutricional. Está muy presente en todas nuestras comidas cotidianas. Dicho en términos sencillos, el poder del placebo es el mecanismo mediante el cual el metabolismo responde a los pensamientos, sentimientos y expectativas. Es como presentar una receta médica en su propia farmacia nutricional interna. Todo lo que creemos sufre una alquimia que lo convierte en señales enviadas a través de los procesos nerviosos, el sistema endocrino, la circulación de neuropéptidos, la red inmunológica y el tracto digestivo.

En un estudio fascinante los investigadores descubrieron que los sujetos que recibían un placebo y se les decía que era vitamina C, tenían muchos menos resfriados que los sujetos que recibían vitamina C verdadera y se les decía que era un placebo.[4] En un estudio realizado en la Universidad Cornell sobre un medicamento de supresión del apetito, los pacientes que recibieron este medicamento y no se les dijo nada sobre sus efectos secundarios no mostraron ningún cambio en la ingestión de calorías ni en el peso corporal. Cuando se les dijo que el medicamento les suprimiría el apetito, empezaron a comer menos y a bajar de peso. De hecho, numerosos estudios han mostrado que los placebos son tan eficaces para reducir el apetito como cualquier otro medicamento sin receta.[5]

Recordemos lo mencionado en la semana 1 acerca de los franceses y el poder metabólico de la relajación. Muchas personas que han estado en países como Portugal, España, Holanda, Francia, Dinamarca, Suecia y Brasil han notado que la mayoría de las mujeres en esos países no muestran mucho interés en consumir alimentos sin grasa, en contar calorías ni en restringir su ingestión de dulces. Además, aunque no usan bandas caminadoras ni salen a correr, y consumen más grasa que las mujeres estadounidenses, son de todos modos más felices, saludables y delgadas. Creen que los alimentos que consumen tendrán un efecto positivo en sus organismos. Comparemos esto con el sinnúmero de mujeres estadounidenses cuya cultura las ha condicionado a preocuparse por gramos de grasa, recelar de los alimentos y hacer dieta incesantemente. ¿Se da cuenta de cómo esos pensamientos se convierten en una profecía autocumplida en relación con el metabolismo a través del poder del placebo?

## Alimentos beneficiosos y dañinos

Hay un prejuicio nutricional sobre el que yo quisiera alertarlo y que pesa en las mentes de muchos, hace el peor daño al metabolismo y sería mejor que lo elimináramos de nuestra dieta mental. Se trata de esta idea obsoleta: algunos alimentos son beneficiosos y otros son dañinos.

Aunque parezca extraño, el concepto de los alimentos buenos y malos carece en gran medida de base científica. Como hemos visto, el valor metabólico de cualquier alimento está profundamente influenciado por factores que no son inherentes a dicho alimento, sino que dependen de quien los come: la relajación, la calidad, la conciencia, el placer, etc.

**En realidad, no existen alimentos buenos ni malos.**

Permítame explicar.

Sí, está claro que algunos alimentos contribuyen a su salud y que otros la afectan. Cuando digo que no existen alimentos buenos ni malos, lo que quiero decir es que ningún alimento es bueno o malo en sentido moral. En otras palabras, nadie podría decir que existe una conspiración perversa entre el tocino y los huevos para hacer que aumente nuestro nivel de colesterol. Tampoco ha podido asegurar nadie que su ensalada ha sido enviada por ángeles. Los alimentos son neutrales desde el punto de vista moral. Lo mismo ocurre con cualquier otro objeto en el universo. ¿Es bueno o malo un bate de béisbol? Depende de cómo lo utilicen. Puede usarse para batear un cuadrangular y de este modo hacer felices hasta el delirio a miles de fanáticos o puede convertirse en un medio de destrucción si se usa para romper la ventanilla de un auto y arruinar el día a su propietario.

¿Es un alimento determinado bueno, o malo? Depende de cómo lo use. Esta distinción es de suma importancia si uno desea tener alguna probabilidad de llevar una relación feliz con las comidas y con su organismo. Por eso, gran parte de la infelicidad que contamina nuestra atmósfera emocional en lo que respecta a las comidas es producto de las consecuencias de asumir actitudes moralistas sobre los alimentos. Porque, si uno decide clasificar un alimento como "malo" y luego lo come, ¿qué dice eso de usted? Que usted es una mala persona. Y, como todos sabemos, las malas personas deben ser castigadas severamente para que no se les ocurra volver a hacer el mal. Cuando asumimos actitudes moralistas sobre los alimentos, nos ponemos a nosotros mismos en la extraña situación de ser al mismo tiempo culpables y jueces. Quizás nos sentenciemos a una triste dieta baja en calorías, a dosis extra de ejercicios castigadores, o quizá simplemente a las sensaciones tradicionales de culpabilidad, vergüenza y maltrato a uno mismo. Todo esto, por supuesto, crea un estado de estrés fisiológico y uno sabe lo que eso significa para el metabolismo. La conclusión a la que quiero llegar es que los distintos remedios que se nos ocurren para hacer frente a nuestros delitos crean en realidad un resultado mucho peor que el propio delito. (Tomen nota, políticos y legisladores.)

También pasa otra cosa cuando clasificamos un alimento como beneficioso o dañino. Detenemos el proceso de pesquisa y descubrimiento. Dejamos de tener curiosidad. Si un colega nos dice que el chico nuevo que empezó a trabajar en nuestra empresa es un idiota, ya le hemos puesto una etiqueta. Quizás nunca lleguemos a conocerlo, por lo que tal vez perderíamos la oportunidad de entablar una buena amistad. Lo mismo ocurre con los alimentos. Si clasificamos el azúcar como mala, dejamos de indagar sobre los pormenores de los matices y complejidades de este alimento. ¿Son indeseables todos los tipos de azúcar o hay algunas que sean mejores que otras? ¿El hecho de consumir el azúcar en combinación con otros alimentos mitiga algunos de los efectos negativos de aquélla? ¿Produce el azúcar una reacción distinta en los niños que en los adultos? Asumir actitudes moralistas sobre cualquier cosa o cualquier persona limita gravemente nuestro conocimiento del mundo y nos mantiene sumidos en el miedo, la ignorancia y el juicio.

Esta situación encuentra su mejor ejemplo en el alcohol. Los estadounidenses tenemos una relación moral muy curiosa con esta sustancia. La bebemos, la disfrutamos, abusamos de ella en proporciones asombrosas, y nuestros científicos no se ponen de acuerdo en si es una medicina o un veneno. (Sugerencia: es las dos cosas.)

Entonces, ¿el vino es beneficioso o dañino? Depende de cómo lo use. Sólo usted puede determinar la dosis adecuada para su organismo. A algunas personas les sientan bien varias copas cada noche. Otros indican que, aunque antes toleraban bastante bien el alcohol, ahora una pequeña dosis los hace sentir cansancio. Se trata de cambios naturales que ocurren en el organismo y que cada persona debe determinar por sí misma. Usted es el único experto cuando se trata de su propio bienestar. Y, a medida que se permita a sí mismo desarrollar estos conocimientos naturales, junto con su curiosidad, se volverá más experto en determinar cuándo le conviene prestar atención a los consejos de otros expertos.

Cuando hablamos del poder de la mente sobre los alimentos, estamos entrando en un nuevo territorio científico. En general, los investigadores no se han pronunciado sobre este tema porque hay muy poco interés en él y es un terreno difícil cuando se trata de diseñar un estudio válido. No obstante, las pruebas que yo necesito las obtengo en el frente de batalla. El hecho de trabajar directamente con las personas y ver cómo cambia su salud o se transforma su peso con la simple modificación de sus creencias negativas es la verdadera prueba viviente.

Krista, una asistente administrativa de 37 años, llevaba toda una vida haciendo dietas como un yoyo y su peso fluctuaba entre 140 y 152 libras. Al hacer dieta, Krista comía los alimentos que consideraba "beneficiosos": un yogur en el desayuno, una ensalada en el almuerzo, una pizca de pollo en la cena y ningún postre ni nada dulce. Pero, si se atrevía a desviarse de su dieta y claudicar ante los alimentos "dañinos" (pan, helado, pizza y meriendas chatarra) perdía el control, se castigaba a sí misma, vivía en un estado de ansiedad y se excedía en secreto con la comida. Aumentaba de peso y perdía su dignidad. En su mente, Krista se portaba bien o mal, enteramente según lo que comiera. No había término medio. Krista quería desesperadamente dejar de hacer dieta y mantenerse en su peso deseado pero, después de casi dos décadas sin resultados duraderos, se sentía desahuciada.

Sugerí a Krista que lo mejor que podría hacer para obtener los resultados que deseaba sería concentrarse en lo que más necesitaba cambiar: su forma de pensar. Específicamente, debía desechar todos los pensamientos relacionados con la clasificación de los alimentos en "beneficiosos o dañinos". Ésa era la raíz de su problema, y la sumía en una batalla con la biología que ocasionaba una cascada de conductas dañinas cuyo resultado no era la disminución de la grasa corporal, sino su aumento.

Le pedí a Krista que supusiera que los alimentos no eran buenos ni malos desde el punto de vista moral, sino neutrales. Le pedí que dejara de verse a sí misma como una mala persona si consumía un alimento malo. O sea, que dejara de castigarse. También le pedí que asumiera una nueva óptica sobre los alimentos y que los considerara amigos suyos. Desechar pensamientos anticuados y probar con pensamientos nuevos es como cambiar de ropa. No es tan difícil, basta con intentarlo. Krista accedió a hacer el mayor esfuerzo posible por acoger favorablemente las comidas y relacionarse con ellas de una nueva manera. Al hacerlo, también abría el camino a la posibilidad de recibir los beneficios metabólicos de la relajación, la conciencia, el placer, el ritmo y la calidad. Logró obtener buenos resultados porque abandonó una forma de pensar que la mantenía apresada en un estrés fisiológico profundo, el mismo tipo de estrés que hace aumentar el cortisol y la insulina y acumular peso.

Al fin Krista pudo estabilizar su peso en poco más de 140 libras. Lo más importante es que se sintió capaz y libre de disfrutar las comidas y recuperó el respeto a sí misma. Todo esto comenzó con la modificación de un solo pensamiento que limitaba su metabolismo.

## Motivación, ejercicios y metabolismo

Tengo otro relato que compartir con usted sobre el poder metabólico del pensamiento. Se refiere a dos clientes que me dieron una de las grandes oportunidades de darme cuenta de algo muy importante en mi carrera profesional. En mis primeros tiempos como nutricionista, un facultativo de Nueva York me remitió a una mujer de 48 años llamada Toni. El médico me advirtió que se trataba de una paciente difícil que quería bajar de peso pero no lo conseguía. El médico había sometido a Toni a numerosas pruebas pero no encontró nada mal en ella; le sugirió distintas dietas pero ella no logró bajar ni una libra. Lo más sobresaliente de este caso era que Toni era maratonista. Comía apenas 1.300 calorías diarias, corría de ocho a diez millas diarias durante la semana laboral y unas 15 millas los sábados, por lo que era una candidata legítima a perder 15 libras.

Cuando Toni entró en mi oficina me sorprendió comprobar que su aspecto no tenía absolutamente nada que ver con el de una maratonista. Era de baja estatura, rolliza y muy agitada. Nunca había visto a nadie con tanto pánico por su peso. Toni había gastado miles de dólares en análisis de sangre y en someterse a todo tipo de exámenes físicos para averiguar qué andaba mal, pero nunca se le detectó ningún problema de salud. Toni era una mujer muy inteligente y exitosa, pero no lograba explicarse por qué, si hacía tantos ejercicios y comía tan poco, no veía ningún resultado después de un año de entrenamiento físico.

Después de hacerle ciertas preguntas a Toni determiné con rapidez que, contrariamente a mis sospechas, ella decía la verdad. Realmente corría maratones y se sometía a una dieta brutal.

Yo estaba seguro de que podía ayudarla. Se veía claramente que la dieta de Toni era deficiente en proteínas, grasas y calorías, lo que hacía que su organismo respondiera en modalidad de supervivencia y le redujera su metabolismo. Toni comía de prisa, no recibía ningún placer de los alimentos y rara vez consumía una comida nutritiva. Había mucho en qué trabajar. Le dije a Toni que serían necesarias ocho sesiones a lo largo de dos meses para que empezara a bajar de peso. Le expliqué que tenía que alimentarse más, e incluir más grasa y proteínas en su dieta, y que debía aprender a relajarse y a disfrutar del placer de los alimentos.

Toni me miró como si yo estuviera loco e insistió en que, si comía

tan sólo un poco más de lo que acostumbraba comer, aumentaría definitivamente de peso. Dejó claro que no me creía pero reconoció que
estaba al perder los cabales y estaba dispuesta a probar cualquier cosa.
Además, me hizo jurarle que el nuevo régimen no la haría aumentar ni
una libra. Sin que yo se lo pidiera, me entregó un cheque por el precio
de las ocho sesiones y abandonó mi consultorio con más agitación que
cuando había llegado.

Al cabo de dos semanas Toni pesaba seis libras más y amenazó con
ponerme una demanda. Sus peores pesadillas se habían hecho realidad.
Yo me sentí devastado. El abogado de Toni comenzó a enviarme cartas
intimidatorias. Rápidamente devolví a Toni su dinero, ofrecí todo tipo
de disculpas y todo el asunto quedó en el pasado. Pero nunca olvidé su
caso y seguí perplejo con respecto a su caso.

Pasaron siete años. Vino a mi consultorio una mujer que podría
ser la hermana de aquella maratonista que yo aún no olvidaba. Sheila
era otra mujer muy exitosa, corredora de bolsa entrada en los cuarenta,
de baja estatura, rolliza y saludable; era una consumada maratonista
incapaz de bajar una libra. De ser por mí, la hubiera remitido instantáneamente a otro especialista, pero varios amigos de ella que habían
recurrido a mis servicios le habían contado lo maravillosamente que les
había ido, de modo que Sheila estaba deseosa de probar suerte conmigo.
No pude negarme a atenderla, pero tampoco se me ocurría ninguna
estrategia distinta a la que había probado sin suerte siete años atrás.
Cualquiera diría que el universo se estaba burlando de mí.

Di a Sheila los mismos consejos que había dado a Toni: que se ali-
mentara más, que consumiera en especial más grasas y proteínas, y que
comiera sosegadamente. En dos semanas, Sheila aumentó cuatro libras.
Me sentí como un estafador y ya estaba dispuesto a entregarme a las
autoridades. Pero, sorprendentemente, Sheila no se enfadó ni se desa-
nimó. Estaba tan inspirada y tenía una actitud tan positiva sobre los
beneficios que sus amigos habían obtenido de mis consejos, que estaba
segura de que yo podría hallar una solución.

Fue entonces que me di cuenta de algo muy importante, como

mencioné antes. Un amigo fisiólogo del deporte me explicó que el ejercicio intenso puede producir una reacción muy parecida al estrés. Sí, los ejercicios aeróbicos son excelentes y tienen una larga lista de increíbles beneficios metabólicos. Lo sé porque yo mismo valoro altamente el ejercicio. Pero, en el contexto equivocado, el esfuerzo físico puede desgastarnos, elevar los niveles de cortisol y de insulina, generar sustancias químicas inflamatorias y mantenernos atrapados en un metabolismo de supervivencia en el que almacenamos grasa vigorosamente e impedimos el desarrollo de los tejidos musculares. Según los conocimientos convencionales, el peso se determina en función de las calorías ingeridas y las calorías consumidas. O sea, que mientras más ejercicios uno haga más deberá bajar de peso. Pero en realidad el tema de los ejercicios tiene además otros matices. El Doctor en Medicina Kenneth Cooper, abuelo del movimiento por la actividad física en Estados Unidos y antiguo proponente del ejercicio intenso, ha dado un giro de 180° en relación con los ejercicios aeróbicos vigorosos. Los resultados de su investigación en el Centro Cooper de Ejercicios Aeróbicos en Dallas, Texas, han sido tan sorprendentes que creo que toda persona que haga ejercicios de alta intensidad debería tomar nota. Básicamente, Kenneth Cooper descubrió que el ejercicio de intensidad moderada a baja durante no más de 30 minutos, tres o cuatro veces por semana, es la mejor receta para mantener la salud, el peso y la buena forma física.[6]

En la visita siguiente de Sheila, le pregunté por qué corría maratones. Respondió que tenía que hacer algo para mantener la forma física y que le gustaba correr. Le pregunté si en realidad correr le gustaba tanto o si había otras formas de hacer ejercicio que le gustarían más. Se sintió incómoda con mis preguntas y tomó a mal cuando le di a entender que ella secretamente aborrecía correr. Pero al fin logramos llegar en nuestra conversación a una sincera conclusión: Sheila corría para castigarse por el hecho de que su cuerpo acumulaba grasa con facilidad. No ejercitaba porque le gustara el movimiento, sino que corría porque odiaba el peso excesivo. A mi juicio, los pensamientos de miedo intenso que la motivaban estaban ocasionando una reacción fisiológica de estrés. El estado de luchar o huir aumentaba exponencialmente al practicar una forma de ejercicio que no era adecuada para su cuerpo sino que, de hecho, potenciaba aún más la química del estrés. Corriendo no iba a llegar adonde quería, y la prueba de ello era su peso.

Sheila comprendió esto y accedió a abandonar todo su entrenamiento de maratón. Le pedí que, en lugar de correr, hiciera algo que le gustara. Decidió tomar lecciones de baile tres veces por semana, y lecciones de yoga otras tres veces por semana, y salir a caminar de vez en cuando.

Al cabo de tres meses, Sheila perdió el peso que había aumentado en las primeras semanas de su nueva dieta, además de perder ocho de las diez libras que originalmente esperaba bajar. Se sintió satisfecha con su cuerpo y aliviada de no tener que correr como un hámster en su rueda, y disfrutaba verdaderamente su nueva actividad física.

La moraleja de este relato no es que el ejercicio sea malo, sino que tenemos que examinar las fuerzas que nos motivan a hacer ejercicios. Los hábitos sanos motivados por el miedo no son tan sanos en definitiva. Los pensamientos que nos limitan profundamente no pueden tener otro efecto que el de suprimir el metabolismo, aunque hagamos intensas sesiones de ejercicio para quemar calorías.

¿Ve en esto alguna implicación respecto de su propio estilo de ejercicio?

## Semana 6: Su tarea principal

Esta semana es su oportunidad de transformar pensamientos y sentimientos que suprimen el metabolismo y limitan la felicidad. Su tarea principal es identificar los pensamientos que le roban energía y sustituirlos con pensamientos que le aporten energía. Piense en la semana 6 como un nuevo comienzo en cuanto a la manera de usar su mente para contribuir al logro de sus intenciones más elevadas.

## Ejercicio: Piense nutricionalmente

Tome lápiz y papel y haga un inventario de los pensamientos más comunes que usted se repite a sí mismo acerca de la comida, de la nutrición y de su cuerpo. Estos pensamientos son las consignas que, en conjunto, conforman su relación con los alimentos y que en última instancia contribuyen al metabolismo o lo obstaculizan. Utilice las preguntas siguientes para ayudarlo con su inventario. Dé respuestas específicas y completas.

¿Qué efecto espera que le produzcan los alimentos?
¿Cuáles reglas sobre la nutrición tienen más peso para usted?
¿Qué alimentos figuran en su lista de comidas "beneficiosas"?
¿Qué alimentos se encuentran en su lista de comidas "dañinas"?
¿Cuáles son sus reglas en relación con la salud, el peso y la longevidad?
¿Cuáles son sus temores en relación con la salud, el peso y la longevidad?
¿Ve la comida como enemiga, como aliada, o como una combinación de ambas?

Éstos son algunos ejemplos de "consignas" típicas sobre los alimentos:

"La comida me engorda."
"Es malo sentir hambre."
"No merezco disfrutar la comida."
"Si como lo que quiero, no podré detenerme."
"Comer me hace feliz y me mantiene delgado."
"Estas vitaminas me harán bien."
"La sal es mala para la presión arterial."
"Las ensaladas son buenas para la salud."
"El vino es beneficioso."
"El vino es dañino."
"Cualquier alimento que contenga grasa es dañino."

Y así, sucesivamente.

A continuación, repase su lista y coloque una marca junto a los pensamientos que potencian su metabolismo y una cruz junto a los pensamientos que los menoscaban. Un pensamiento capaz de potenciar su metabolismo estimula la apertura, las posibilidades y el disfrute de la experiencia vital. Un pensamiento que roba su energía resulta pesado y limitador y está dirigido a hacer que nos juzguemos a nosotros mismos.

Seguidamente, modifique los pensamientos que le roban energía hasta convertirlos en pensamientos inspiradores desde el punto de vista metabólico. Por ejemplo, si su pensamiento era "Comer me produce frustración", su nuevo pensamiento podría ser "Comer me da sustento". Si su pensamiento era "La comida me hace engordar", su pensamiento siguiente podría ser "Dejo atrás mis temores sobre el exceso de peso". Si su pensamiento era "El helado es dañino", su nuevo pensamiento podría ser "Puedo tomar helado o dejar de tomarlo. Cualquiera de las dos opciones ha de ser beneficiosa para mi metabolismo si la escojo sabiamente".

Otros pensamientos positivos y favorables a la energía pueden ser: "Confío en la sabiduría de mi organismo"; "Celebro mi apetito"; "No me castigaré más por comer alimentos 'dañinos'"; y "He decidido comer relajadamente". Su tarea consiste en llenarse abundantemente cada día de pensamientos nuevos e inspiradores. Haga estas afirmaciones mientras come. Repítalas para sus adentros antes de acostarse a dormir. Cuando un pensamiento distinto le pase por la cabeza, corríjalo con cuidado y clemencia. En general, deshágase esta semana de conceptos moralistas sobre alimentos buenos y malos y permita que la sabiduría de su cuerpo determine lo que es mejor para usted.

Monitoree cuidadosamente sus pensamientos como lo haría con la ingestión de alimentos en una dieta estricta. En lugar de permitir que sus pensamientos lo definan a usted, recupere la facultad de controlar lo que ocurre en su mente. En la medida de sus posibilidades, deshágase de todo pensamiento negativo sobre los alimentos, el peso y el cuerpo. Detenga el flujo de sustancias químicas tóxicas creado por su "farmacia" interna a causa de sus pensamientos llenos de miedo. La libertad y la vitalidad serán los resultados inevitables.

## Ejercicio: Cambie sus creencias básicas

Su tarea siguiente será identificar y enumerar en una lista las creencias básicas limitadoras que usted tiene sobre los alimentos, el cuerpo, la salud y la sexualidad. Esto es una forma de profundizar más aún en nuestra manera de pensar. Es cuestión de descubrir los mantras negativos que nos decimos a nosotros mismos en silencio y sin percatarnos. Estos mantras ocultos son los programas informáticos que hacen que el cerebro y el cuerpo elaboren un mundo metabólico de miseria y privación. Su identificación y corrección son un gran paso con miras a potenciar la química del organismo. Veamos a continuación algunos ejemplos de creencias básicas limitadoras.

"Algo anda mal con mi metabolismo y no podré ser feliz mientras no lo arregle."

"Nunca nadie me podrá querer de veras si no tengo el peso perfecto."

"Nunca me basta con lo que este mundo me ofrece: nunca hay suficiente amor, ni satisfacción, ni dinero, ni comida."

"Yo no escogí este cuerpo, ni esta apariencia, ni las circunstancias de mi vida. La vida que tengo no es la que me corresponde."

"El tiempo no me alcanza para alimentarme. Las necesidades de mi organismo vienen de últimas."

"No puedo manifestar toda mi pasión y sexualidad. Sería peligroso."

"Estoy destinado a padecer la misma enfermedad que padecía mi madre [o padre]."

"Si pudiera encontrar la dieta perfecta, la forma perfecta de comer, entonces sería feliz."

"El pasado siempre se va a repetir. Es inevitable que me decepcione con los métodos para bajar de peso o con los intentos de mejorar mi salud."

"El mundo está en deuda conmigo. No he recibido la parte que me corresponde. La gente, la vida, el propio Dios, están en deuda conmigo."

"Soy una víctima. Los acontecimientos infelices en mi vida han sido injusticias que se me han infligido. He sido ultrajado. Nada de esto es culpa mía."

"Soy un impostor. No soy suficientemente bueno. Tengo que fingir que soy alguien que en realidad no soy. Si las personas pudieran conocer al verdadero yo, me abandonarían por completo."

¿Cómo puede descubrir sus creencias básicas limitadoras? Hace falta un poco de introspección y mucha honestidad con uno mismo. Busque un momento tranquilo para reflexionar sobre la pregunta: "¿Cuáles son los temores más profundos que rigen mi vida?" Sus creencias básicas limitadoras quedarán al descubierto al dar respuesta a esta pregunta. A veces una pregunta fuerte como ésta debe ponerse en remojo durante unos días. Preste atención a sus sueños. Permita que las respuestas afloren a su conciencia. Tal vez encuentre que puede identificar con claridad una creencia básica negativa, o incluso un puñado de ellas. Una vez que las haya anotado en papel, deje de alimentarlas y reestructúrelas en forma de creencias edificantes e inspiradoras. Anote junto a cada creencia negativa su contrapartida sana. Si la creencia antigua era "Nunca nadie me podrá querer de veras ni encontrarme atractiva si no tengo el peso perfecto", su nueva creencia esencial podría ser "Soy atractiva y deseable tal como estoy". Si la creencia antigua es "Vivo en el cuerpo equivocado", podría sustituirla por "Mi cuerpo es el vehículo perfecto para que yo aprenda las lecciones del amor y pueda madurar como persona".

Repítase a sí mismo estas nuevas afirmaciones cada día, reflexione sobre ellas por la noche, péguelas con cinta adhesiva a su refrigerador o pida a un ser querido o a un amigo que se las repita con la mayor frecuencia posible. La transformación comienza cuando usted verdaderamente asimila y pone a prueba esta nueva manera de pensar y de ser. Encontrará el éxito en un esfuerzo comedido, consciente y continuo a lo largo de la semana. Si ve que va a recaer en las creencias antiguas, modifique cuidadosamente el rumbo de sus pensamientos. Ésta es una manera profunda de cambiar su mundo interior y, por lo tanto, la química del organismo.

## Ejercicio: Inventario de inspiración

Dedique un momento a analizar por qué hace lo que hace cuando está en juego su salud. ¿Qué lo motiva a seguir una dieta beneficiosa? ¿O a tomar suplementos vitamínicos o medicamentos? ¿Por qué hace ejercicios? ¿Qué fuerzas funcionan en su mundo interior para impulsarlo a la acción? Haga una lista de todas las estrategias que aplique durante el año con la intención de obtener beneficios para la salud. Luego, junto a cada estrategia, anote si su motivación es el miedo o el amor. ¿Usted sigue una dieta sana porque estima la salud o porque aborrece la enfermedad? ¿Hace ejercicios porque disfruta el movimiento y la sensación de estar en buena forma física o porque aborrece la grasa corporal?

Seguidamente, examine la distinción entre motivación e inspiración. La motivación, aunque es un atributo potencialmente positivo, la utilizamos a menudo para empujarnos a actuar de formas que no están en verdadera consonancia con nuestros valores esenciales. Las personas que dicen que son "muy motivadas" suelen sufrir un gran nivel de estrés y sentirse físicamente agotados de perseguir metas que nunca logran alcanzar. La inspiración, por otra parte, es una facultad que llega a través de nosotros pero que, al parecer, no se origina en nosotros. Es expansiva, vivificante e infinitamente abundante y nos enriquece desde el punto de vista metabólico. ¿Cómo se registra la inspiración en su cuerpo? ¿Hace que su metabolismo sea diferente?

Durante la semana 6, le corresponde la tarea de practicar los principios alimenticios que ha aprendido gracias a la inspiración. Consuma alimentos de calidad con relajación, conciencia, placer y ritmo. No lo haga por el miedo a las grasas ni a las enfermedades, sino por el amor de vivir una vida sana. Quizás la manera más fácil de sentir inspiración sea invocarla. Pídale que entre a través de su corazón. Recuerde una época en la que se sentía inspirado a nutrirse con buenos alimentos y con el cuidado de su cuerpo. ¿Cuáles eran esas circunstancias? ¿De dónde vino su inspiración? ¿Cómo la mantuvo? Visualice la persona que era usted cuando tuvo esa inspiración, sienta en su cuerpo la sensación que ésta le producía e invite a ese ser inspirado al momento presente. A partir de ese punto, haga una lista de cualquier cosa que pueda hacer esta semana (especialmente las cosas pequeñas) que son inspiradoras para la salud. Practíquelas con gratitud y con una sonrisa.

## Ejercicio: Una nueva manera de moverse

Muchos vemos el ejercicio físico no tanto con amor por el ejercicio, sino como un regaño por haber acumulado grasa en el cuerpo o por el simple hecho de comer. En ese caso, aunque tal vez obtengamos algunos de los beneficios del ejercicio, nuestro mundo oculto de miedo y juicio contra nosotros mismos hará que nuestro metabolismo no esté a la altura de su potencial.

De modo similar, muchos de los que optamos por no hacer ejercicios también tomamos esa decisión desde una posición de juicio y castigo. Abandonamos nuestros cuerpos por vergüenza o pesadumbre o por la falsa creencia de que, una vez que perdamos el control de nuestro apetito y del ejercicio, nunca podremos recuperarnos. Creemos en secreto que no nos merecemos nada mejor.

Es hora de acercarnos más a nuestros propios corazones y almas y examinar lo que más a menudo nos detiene (nuestros temores) y administrar la medicina adecuada, o sea, la compasión.

Sería útil hacer distinción entre "movimiento" y "ejercicio". Para muchos, la idea del ejercicio tiene la connotación de un castigo impuesto y repetitivo. Es algo que tenemos que hacer, pero que no nos gusta hacerlo. El movimiento, en cambio, es el antídoto al ejercicio. Es una celebración del cuerpo. Es inspirado y natural y proviene del regocijo celular. Un mismo ejercicio, por ejemplo, trotar o usar la escaladora Stairmaster, puede hacerse por amor y no por castigo. Todo depende de nuestra manera de pensar.

En su diario, anote respuestas bien reflexionadas a las siguientes preguntas:

¿Hago ejercicios porque me gusta el movimiento?
¿Uso tal vez el ejercicio como castigo?

¿He abandonado mi cuerpo en lo que respecta al movimiento o el ejercicio?

¿Cuáles son los juicios específicos que he hecho sobre mi cuerpo?

¿Estos juicios me sirven de algo?

¿Qué me impide moverme de forma inspirada en mi vida cotidiana?

¿Cómo sería mi vida si el movimiento gozoso fuera cosa de todos los días?

¿Qué tipo de movimiento o ejercicio me inspiraría?

Durante la semana 6, transforme la manera en que hace ejercicios. Defina sus movimientos por la celebración. Comprométase a encontrar felicidad en su dimensión física. El procedimiento es sencillo: observe sus pensamientos mientras hace ejercicios. Cuando note que el crítico interno asume el control, sustitúyalo cariñosamente por el bailarín indulgente y donoso. De este modo el ejercicio, al igual que la comida, se convierte en una meditación sobre la conciencia. Como hace con las comidas, respire profundamente y con atención al ritmo de sus movimientos. Esto nos transporta al presente y a una relación auténtica con el organismo. No es necesario que cambie el tipo de ejercicio que hace. Quien tiene que cambiar es usted, quien hace el ejercicio.

Monitoree sus propias sesiones de ejercicio para determinar si está recibiendo placer. Muchas personas encuentran que, una vez que se percatan de sus prejuicios mentales negativos contra el ejercicio y se liberan de ellos, tienen más energía, resistencia y una agradable presteza del cuerpo y el ser. Como crédito extra en esta semana, busque una nueva manera de mover su cuerpo. Busque un ejercicio o disciplina corporal que sea distinta a su forma normal de moverse. En la actualidad abundan las opciones: Pilates, Gyrotonics, Feldenkrais, Nia. No piense en ellos como sustitutos de su rutina cotidiana, sino como adición a ésta. Si está acostumbrado a los aeróbicos, añada un entrenamiento ligero con pesas. Si usted es de las personas que gustan de los ejercicios competitivos, escoja una forma de movimiento más artística, como el baile o el Tai Chi. Si tiene la tendencia a hacer ejercicios intensos (levantamiento de pesas, aeróbicos intensos, etc.) pruebe a hacer ejercicios de menor intensidad, como el yoga, el estiramiento y el nado. Confíe en su cuerpo esta semana. Permítale moverse. Pida a su inteligencia intestinal información sobre lo que desea su cuerpo y preste atención a ésta de una forma más profunda que nunca antes.

La clave para acceder al poder metabólico del pensamiento es cobrar conciencia de los pensamientos y luego optar por cambiarlos. Observe su mente con persistencia y paciencia. Afirme los pensamientos que le proporcionan energía y deshágase suavemente de los que le roben energía. Deshágase de todos los conceptos nutricionales que se basan en el juicio o el miedo. Invoque a la inspiración en lo que respecta a su dieta. Practique la aceptación de sí mismo. Sobre todo, crea en el poder de la mente para encauzar bien su destino metabólico en cada momento.

## _🐌 Lecciones clave

- Lo que pensamos se convierte por vía electroquímica en respuestas fisiológicas.

- Por lo tanto, el acto de pensar es uno de los elementos de nuestra nutrición.

- Los pensamientos negativos sobre los alimentos inhiben directamente la digestión a través de procesos nerviosos, hormonas, neuropéptidos y otras sustancias biológicas. Los pensamientos positivos sobre los alimentos potencian la digestión a través de esos mismos mecanismos.

- El efecto placebo es una prueba concreta de que nuestros pensamientos, creencias y expectativas puede influir en el efecto metabólico de un alimento o suplemento.

- El origen de nuestra motivación tiene una fuerte influencia en metabolismo. Las actividades sanas motivadas por el miedo pueden producir resultados insuficientes, mientras que la misma actividad motivada por la inspiración puede producir resultados más positivos.

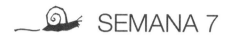 SEMANA 7

# El poder metabólico del relato

*El universo está formado por relatos, no por átomos.*
MURIEL RUKEYSER, POETISA

¿Alguna vez ha escuchado un relato que lo ha inspirado o le ha cambiado la vida? ¿O que le haya levantado el ánimo o le haya dado esperanzas? Los relatos que nos conmueven son como potentes medicamentos que avivan nuestro metabolismo. Dentro de cada uno de nosotros hay un narrador oculto que da su propia interpretación a cada aspecto de nuestro viaje. Y esa interpretación, sea positiva y favorable a la vida, o negativa y nihilista, pone en marcha nuestro metabolismo y desencadena un proceso bioquímico a imagen y semejanza de nuestro mundo interior. A medida que nos volvemos más diestros para percatarnos de los relatos secretos que sin darnos cuenta contamos, y a medida que estemos más dispuestos a ser "autores" de un relato generoso y sanador, nuestro metabolismo se eleva, poniéndose a la altura de la nueva norma que hemos establecido.

Examinemos la manera en que podemos aprovechar el poder metabólico del relato.

## El relato del ADN

Si consulta con un médico que tenga un verdadero interés en la sanación y sepa lo que hace, la parte más importante y esclarecedora de la consulta será la anotación de su historia, o sea, su relato. Quién es usted: de qué familia proviene; qué come, bebe y sueña; dónde vive; cómo trabaja y se divierte; cuáles son sus relaciones. O sea, cada detalle sobre su persona es como una ventana hacia su metabolismo. Su historia completa es su relato, y su relato lo es todo.

Quizás el libro de narraciones más importante en la biblioteca humana es nuestro ADN.

A nivel molecular, nuestro material genético revela una información imperecedera y amena. El relato de nuestro ADN consta de 23 capítulos, también conocidos como pares de cromosomas. Los aproximadamente 30.000 genes contenidos en los 23 "capítulos" de cromosomas conforman las subtramas, personajes, giros y rodeos en nuestro libro humano de la vida. Afortunadamente, hay muchos finales y posibilidades distintas en nuestro destino genético porque nosotros mismos escogemos muchas de las variables que influyen en la expresión de nuestros genes: lo que comemos, la manera en que hacemos ejercicios, nuestro lugar de residencia, nuestra forma de vivir y amar.

Si usted cree en la ciencia de la genética, entonces cree que el fenómeno del relato está incorporado en el cuerpo y es la realidad esencial de nuestro ser. Si Shakespeare estaba en lo cierto (y me imagino que así es) cuando dijo que "el mundo entero es un escenario", entonces los papeles que desempeñamos y la química que nos define no pueden menos que ser la misma cosa. Nos guste o no, somos personajes en una obra universal, de la que somos coautores. Las tramas que hilamos son el alimento que da combustible al cuerpo y anima nuestra experiencia. Nuestro relato se posiciona en la "silla de director" que se encuentra en cada célula y organiza al equipo de producción molecular hasta crear la película de nuestra vida. Los efectos del relato se hacen sentir desde los niveles más densos de la biología hasta la atmósfera más enrarecida del alma.

Lo que estoy sugiriendo es esto: que el ADN no es más que el equivalente bioquímico de un relato, y nuestro relato personal es el equivalente sutil del ADN. En otras palabras, la materia y la energía intercambian traviesamente una vez más sus papeles. Por fortuna, uno no tiene que depender del mapa del genoma humano para recibir los beneficios de la ingeniería genética. Modificar su relato es un método mucho más seguro y juicioso de redirigir su ADN y, por lo tanto, el rumbo de su metabolismo.

## ¿Quién está comiendo?

Si usted desea ver el poder metabólico del relato en acción, le basta con examinar una de las posesiones más valiosas que tiene: su personalidad. En contra de la creencia popular, ni usted ni yo podemos aducir legítimamente que somos una persona. Cada uno de nosotros es más bien una multitud. Cada persona es una colección de personalidades y arquetipos: madre, hija, hermana, amante, bruja, diosa, virgen, prostituta; padre, hijo, hermano, guerrero, rey, asesino, víctima, payaso. Por supuesto, la lista es infinita. Cada uno de estos personajes tiene su propio relato, y cada uno de ellos desempeña un papel en aras del relato global de nuestra vida. De hecho, en la actualidad muchos psicólogos sugieren que, de cierto modo, la multiplicidad de personalidades es el modelo más acertado para describir la forma en que realmente funcionamos. En otras palabras, la persona a quien usted llama "yo" es en realidad un montón de personas distintas, y quién es ese "yo" depende de quién esté al mando en cada momento.

Sorprendentemente, los investigadores han descubierto que, en pacientes con trastorno de personalidad múltiple, cada personalidad tiene una fisiología especial y distinta.[1] Pueden notarse variaciones singulares y mensurables en el ritmo cardiaco, la presión sanguínea, la respuesta galvánica de la piel y los niveles de hormonas según cuál sea la personalidad predominante en cada momento. Por ejemplo, una persona había sido diagnosticada clínicamente como diabética insulinodependiente, pero sólo lo era en una personalidad específica. Otra paciente presentaba una severa alergia a los cítricos que le provocaba urticaria por todo el cuerpo, pero a ésta también le ocurría solamente en una personalidad. El investigador podía ver cómo desaparecía la urticaria cuando la paciente cambiaba a otra personalidad.[2]

Si parece inverosímil decir que cada personalidad distinta que habita en esas personas tiene un metabolismo distinto, tenga en cuenta que ya la ciencia ha determinado que cada modalidad de conciencia (la vigilia, el dormir, los sueños, el estrés, la relajación, etc.) tiene su propia química. Como somos seres bioquímicos, cada estado cognitivo tiene su equivalente bioquímico.

Lo que nos enseñan las personas que padecen de personalidad múltiple es que el relato que vivimos y el metabolismo que experimentamos forman parte de una misma filigrana. En cualquier comida, o en cualquier momento, uno de los muchos personajes que habitan en lo más hondo de nuestro ser está sentado a la cabeza de la mesa. Tiene sus propios hábitos peculiares, sus propias necesidades singulares, y su particular metabolismo nutricional.

Jeannette confiesa que le encanta el pastel esponjoso pero, como el azúcar que contiene le produce una reacción hipoglucémica, ella lo evita por completo. No obstante, cuando visita a su abuela, ésta siempre le sirve pastel esponjoso y en esas ocasiones no le causa ningún problema. Durante la infancia de Jeanette, su abuelita y el pastel esponjoso eran una misma cosa, y los recuerdos de esas visitas son muy especiales para ella. ¿No será que su "personalidad de nieta" tiene una mejor capacidad de regulación de la glucosa en sangre?

Sarah, consultora de negocios, afirma: "Tengo dos estómagos, uno es kosher y el otro no. En mi casa sigo estrictamente la ley dietética judía. Si ingiero en mi apartamento alguna comida que no sea kosher, me muero de las náuseas y de los deseos de vomitar. Sin embargo, durante los almuerzos de trabajo no siempre puedo darme el lujo de mantener la costumbre kosher; en esos casos hay algo en mi interior que asume el control y entonces puedo asimilar cualquier alimento sin ningún problema".

La interrogante principal en este caso es la siguiente:

## Cuando usted se sienta a la mesa, ¿quién está comiendo?

Jack, un ingeniero de 29 años, se quejaba de mala digestión y acidez estomacal y de que le era imposible bajar de peso. Tenía antecedentes familiares de diabetes y enfermedades cardiovasculares, por lo que consideraba imprescindible bajar quince libras. El problema era que Jack no tenía fuerza de voluntad. Comía adecuadamente durante varios días y entonces su digestión funcionaba bien. Pero luego se dejaba recaer en una dieta con alto contenido de queso crema y papas fritas, y pocos vegetales, que le producía intensos trastornos gástricos. Jack, con su mente metódica de ingeniero, no lograba entender por qué comía contra sus propios deseos.

Me di cuenta de que una parte de la personalidad de Jack estaba claramente interponiéndose y le sugerí que, durante varias semanas, antes de comenzar cualquier comida o merienda, se hiciera a sí mismo una sencilla pregunta: "¿Quién está comiendo?" Le expliqué la posibilidad de que nuestro mundo interior esté habitado por distintos personajes arquetípicos y que tal vez le convendría identificar exactamente quién estaba a la mesa en cualquier momento dado. Le pedí que no luchara contra ninguna de esas voces, que no las juzgara ni las dominara, ni las modificara de ninguna manera. Sólo debía observar y reunir información.

A Jack esto le pareció al mismo tiempo gracioso y sugestivo. Tomó en serio el consejo y esto fue lo que descubrió: "Cuando comprobé quién estaba comiendo, vi que mi personalidad rebelde siempre está presente cuando estoy rompiendo las reglas, y esa personalidad es la que sufre de acidez. Asume el control cada vez que alguien trata de mandarme o de imponerme normas. Siempre pensé que yo no tenía fuerza de voluntad en relación con la comida, pero sí la tengo: está dentro de mi personalidad rebelde. Simplemente tengo que encontrar una manera de que esto funcione a mi favor, no en mi contra".

En muy poco tiempo Jack aprendió a escuchar a su rebelde interno, a dialogar con él y a entenderlo y aceptarlo, así como a darle lo que necesitaba para que Jack también pudiera obtener lo que necesitaba. Siempre que Jack permitiera al rebelde infringir alguna regla una o dos veces por semana, todos estaban felices. Se dio cuenta de que en realidad era el rebelde quien le proveía su fuerza y su carácter vivaz. Sus problemas digestivos mejoraron significativamente al cabo de unas semanas y logró bajar de peso lentamente en un período de cuatro meses.

Piense en algunas de las diversas personalidades que usted tiene, los distintos rostros que adopta según esté en compañía de amigos o familiares, en el trabajo o en vacaciones, y en sus lados ocultos que afloran cuando se dan las circunstancias precisas. ¿En qué se diferencian estas personalidades en cuanto a sus preferencias de alimentos? ¿Ocurren cambios perceptibles en su cuerpo según la personalidad que esté al frente? ¿Nota algún cambio en la digestión?

¿Se da cuenta de cómo el fenómeno de la personalidad múltiple puede influir en su metabolismo cotidiano?

## ¿Cuál es su relato?

Luccia, de 35 años y madre de dos hijos, tenía dificultad para bajar de peso. También tenía dolores de cabeza crónicos y alergias cada vez peores. Al igual que muchas personas instruidas y dedicadas que me he encontrado, Luccia había probado suerte infructuosamente con varias estrategias tradicionales y holísticas. Luccia era una persona muy preparada y una excelente maestra de enseñanza especial, y en ese momento estaba dedicando toda su energía a su familia. No me tomó mucho tiempo darme cuenta de que ella estaba viviendo una vida de mártir. Sus actividades diarias consistían en preparar la comida, limpiar, llevar a los niños a todas partes, darles meriendas, atender a su esposo antes y después del trabajo y visitar a su madre anciana. Luccia nunca se sentaba a comer, ni tampoco se preparaba su propia comida. Comía las sobras que dejaban sus hijos y se alimentaba de forma arrítmica, bajo estrés y sin sentir placer ni prestar atención, o sea, de la manera típica en Estados Unidos.

Al relatarme más sobre su vida doméstica y su mundo interior, dejó entrever una trama oculta. Luccia vivía al servicio de los hombres y se sentía inferior a los hombres que formaban parte de su vida. Ella se había criado en la región norte central de Estados Unidos pero su esposo provenía de otra cultura, en la que tradicionalmente las mujeres debían hacerlo todo. Ella aceptaba en silencio las exigencias retrógradas de su esposo con una sonrisa y de una manera incompatible con sus verdaderos sentimientos de que aquella situación era injusta. Su hijo varón de catorce años había asumido los hábitos de su padre y no hacía nada por ayudar en la casa. El hijo que ella amaba iba a convertirse al crecer en el tipo de hombre que la hacía sentir insignificante y sin valor.

Para Luccia, las dietas y el ejercicio no funcionaban, y los medicamentos sólo encubrían sus síntomas debido a una razón: su relato era tóxico. Sus creencias esenciales eran: "Yo no importo. Mis necesidades van de últimas. Los hombres son superiores a mí. Ésa es mi suerte en la vida, así que tengo que enterrar todos mis sentimientos de dolor y protesta y tomar las cosas con una sonrisa falsa". Este relato hacía recaer sobre su metabolismo la carga de una respuesta fisiológica de estrés, y ésta a su vez le afectaba la digestión y su capacidad de quemar calorías y contribuía a producirle dolores de cabeza.

Cuando hablamos, Luccia se sintió aliviada y le vinieron lágrimas a los ojos al ver que un hombre era capaz de reconocer su relato de orgullo herido. De forma rápida e intuitiva reconoció las conexiones entre los problemas que ocurrían en su cuerpo y la manera en que ella escribía la historia de su vida. Le sugerí que el cambio principal que debía hacer era comenzar a creer que ella sí importaba, que los hombres eran sus iguales y que debía actuar sobre esa base. A partir de este nuevo punto, definimos algunas medidas sencillas que ella podía tomar: exigir a su hijo que cocinara, limpiara y ayudara con el cuidado de su hermana menor; hacer que su esposo se preparara su propio desayuno y ayudara a preparar su almuerzo, y que escogiera una noche de cada semana para una cena romántica en un restaurante de su elección. Esta cena semanal sería una oportunidad para que su esposo la tratara como una reina.

Estas estrategias podrían parecer mundanas, pero en realidad estaban llenas de significado. Luccia estaba contribuyendo a reescribir no sólo su propio relato sino el de sus familiares inmediatos y quizás incluso los de las generaciones anteriores a ella que ayudaron a legar estos relatos a sus descendientes. Con el paso de unos meses, Luccia logró bajar las libras que tanto le molestaban y sus problemas digestivos y dolores de cabeza se redujeron al mínimo. Tenía menos peso en su cuerpo porque su relato se había vuelto más ligero.

¿Se da cuenta de cómo, bajo cada problema que podamos afrontar con las comidas, la salud o el peso hay un relato que da forma a nuestra realidad metabólica?

Reescribir nuestros relatos es no sólo un acto radical de respeto a uno mismo, sino una poderosa forma de autoiniciación. En la secundaria y la universidad, otras personas son quienes deciden si usted reúne los requisitos para graduarse. En la escuela de la vida, usted tiene la última palabra. La "graduación" de la vida significa que usted es quien decide cuándo es hora de elevarse a sí mismo. Usted elige convertirse en el dramaturgo de su propio viaje y escribir un cuento fiel a su corazón.

De hecho, sea cual sea el toque que damos a nuestro relato (feliz, esperanzador, paranoico, positivo) es la manera precisa en que nuestras moléculas emprenden el movimiento y asumen esas cualidades a nivel celular. No es ningún accidente que los físicos moleculares, al referirse a las partículas subatómicas, hablen de factores como el encanto y la personalidad. Dé un toque negativo a su relato sobre su salud, peso, alimentación, ejercicios o vida, y habrá creado las condiciones precisas para agotar los recursos del cuerpo y hacerlo envejecer a gran velocidad. Esto se debe a que la negatividad crea una respuesta fisiológica de estrés que contribuye al agotamiento de oxígeno, la formación de radicales libres y la producción de sustancias químicas inflamatorias, mutagénicas, causantes de reacciones autoinmunológicas y citotóxicas. Dé un toque positivo a su fábula personal y creará la química de la relajación y el placer, la cual cataliza la oxigenación, la circulación, la inmunidad, la asimilación de nutrientes, la capacidad de quemar calorías y la regeneración celular. Los principios científicos son claros y sencillos.

Resulta fascinante cómo nuestra cultura eleva sus relatos a sitiales elevados y honorables (basta con pensar en El mago de Oz, Lo que el viento se llevó, El señor de los anillos) pero, cuando se trata de investigaciones y descubrimientos científicos, el relato queda relegado. Lo que quiero decir es que la validez de un estudio médico se basa en su capacidad de eliminar todos los factores intangibles, invisibles y enriquecedores y allanar todas las variables para que podamos poner a prueba un medicamento o un nutriente en una población teóricamente homogénea. Eliminamos así el relato. Por eso el mayor insulto que puede lanzarse a un científico es "Sus pruebas son anecdóticas". O sea, "No existen pruebas reales. Todo lo que tiene es un montón de relatos".

Y, sin embargo, todo lo que existe son relatos. La vida es un relato. Y la ciencia no es más que uno de los relatos sobre el mundo. Cuando al fin nos dediquemos a determinar cómo funciona de veras el organismo, se reconocerá el verdadero valor del relato: no es la prueba más insignificante, sino la más válida. Tan hondo hemos caído en el relato mecánico de las cosas, que la magia del mundo ha retrocedido. Si usted no vive en un cuerpo encantado, ¿cuán intenso cree que será su fuego metabólico? De hecho, nuestra llama interior cobra vida gracias a la fricción creada cuando el relato del alma se abre paso a través de los caminos del cuerpo, o sea, sus nervios, vasos, tendones y células. Permita que la rica imaginación del alma eche raíz dentro de usted y verá cómo su metabolismo recibe los nutrientes más vitales que jamás necesitará.

## Un nuevo comienzo nutricional

¿Alguna vez ha tenido la experiencia de mirar a través de la ventanilla de un avión y de repente ver su vida desde una perspectiva más elevada? El agitado mundo que unos momentos antes lo rodeaba parece ahora tan pequeño en el contexto de cosas más importantes. La amplia vista le ha permitido retirarse un tanto, ha suavizado algunas aristas afiladas y ha permitido que afloren revelaciones más profundas. Pues bien, sea cual sea el relato que usted esté viviendo en relación con los alimentos y la salud, quisiera sugerirle una forma de aprovechar esa experiencia para obtener una nueva perspectiva, hacer borrón y cuenta nueva, y revitalizar su metabolismo. Para lograrlo, es necesario que veamos al cuerpo y su alimentación desde la perspectiva más elevada posible.

El ardid que he descubierto consiste en tomar toda la información conocida sobre los alimentos y el metabolismo nutricional, todos los conocimientos del planeta sobre dietas, todo detalle que se le ocurra en relación con este tema, todo libro y estudio, y resumir todo esto en un relato de una sola oración que lo diga todo. ¿Le parece imposible?

Pues bien, creo que he logrado condensar en una sola frase el relato principal sobre la nutrición. Mire a ver qué le parece:

**Uno nace, come y muere.**

Eso es todo. Ésa es la esencia y la prueba principal de todos los métodos conocidos y por conocer sobre este tema, trátese de la dieta del doctor Atkins, la dieta de la Zona, la de South Beach, los alimentos sin cocinar, la comida chatarra, etc. Según lo que la comunidad científica ha descubierto hasta ahora, y basándonos en meras pruebas anecdóticas, todos estamos destinados a terminar de la misma manera independientemente de lo perfecta que sea nuestra dieta o nuestra musculatura. No digo todo esto por un deseo morboso de arruinarle el día, sino porque este conocimiento tiene el poder de liberarnos. Invertimos secretamente gran parte de nuestra energía en estrategias que buscan burlar a la muerte y evitar la ulterior desaparición física. Pero, si desde ahora podemos comenzar a aceptar nuestro destino final, podremos seguir nuestro camino con más júbilo y regocijo y crear condiciones fértiles para el tipo de metabolismo que deseamos expresar durante nuestra estancia en la Tierra.

Al tener presente el destino final de nuestro viaje de nutrición ("morir") y saber que es imposible cambiar el comienzo ("nacer") nos queda una infinidad de opciones en la parte restante del programa de la vida ("comer"). Es una pizarra en blanco. Una página vacía. Le corresponde a uno inventar el relato, elegir la trama. Cada uno de nosotros goza de libre albedrío en la nutrición. En la fase de su existencia de "comer", no hay ninguna regla aparte de las que usted y yo inventemos.

¿No es maravilloso que dispongamos de tanto espacio para crear? Por eso lo importante es que nos haríamos un gran favor si nos preguntáramos: "¿Qué objetivo persigo al comer de la forma en que como?"

De hecho, muchas personas responderán: "Ey, de todos modos me voy a morir, así que mejor aprovecho y como lo que se me antoje". Francamente, esta opción es perfectamente válida siempre que haya sido elegida a plena conciencia y con responsabilidad y capacidad de decisión. Algunas personas que dicen esto lo sienten así de veras y son felices; sin embargo; otras quisieran cuidarse más pero no disponen de los medios necesarios para liberarse a sí mismos del autocastigo y el abuso.

Al otro extremo del espectro, tenemos el poder de elegir un estilo de comer imbuido de un significado más profundo. Ciertamente, una de las formas más ponderadas en que podemos hacer evolucionar nuestra relación con los alimentos y, por lo tanto, nuestro metabolismo, consiste en sintonizar nuestra forma de comer con nuestro gran propósito en la vida. Eso significa ponerse en contacto con el relato de nuestra existencia y nuestra razón de estar en la Tierra, y comer de una forma que contribuya a esta gran misión.

Los enunciados de misión son bastante populares en estos tiempos. Casi todas las empresas han invertido tiempo, energía y dinero en expresar su finalidad general para que sus ejecutivos y empleados sepan exactamente quiénes son, y para que puedan funcionar con eficiencia y cortejar el éxito. Con esto quiero decir que, si empresas como Burger King y Jack-in-the-Box pueden tener su enunciado de misión, también podemos tenerlo usted y yo.

Intente escribir en tres oraciones o menos la esencia de su misión en el planeta Tierra. Quizás le sea útil comenzar por expresar su propósito en los términos más generales, con enunciados como: "Estoy aquí para criar a mis hijos y atender a mis seres queridos"; "Estoy aquí para compartir mi amor con el mundo"; "Estoy aquí para contribuir con mis talentos a hacer un mundo mejor". También puede expresarlo en términos específicos, como: "Estoy aquí para contribuir a la sanación de otros"; "Estoy aquí para ayudar a las personas a invertir su dinero, crear riqueza y apoyar las buenas causas".

Sea cual sea el enunciado de misión que escoja de momento, le sugiero que proceda a ver su dieta, sus hábitos de ejercicio y el sustento de su cuerpo en el contexto de esa misión. En otras palabras, ¿cuál forma y estilo de comer le ayudaría más si su misión fuera hacer una contribución importante a su familia y sus seres queridos? Cuando menos, tendría que ser un enfoque nutricional que lo mantenga feliz, sano y bien alimentado para que pueda seguir dando lo mejor de sí. Si la misión de su vida está centrada en su trabajo y su carrera profesional, es probable que le convenga un tipo de relación con la comida que sea lo suficientemente flexible para adaptarse a su estilo de trabajo pero que, al mismo tiempo, le permita mantener su mente clara y su cuerpo con energía y liviano. Si su misión incluye la posibilidad de hacer que el mundo sea mejor, entonces debería escoger una forma de comer que sea favorable al planeta, a su suelo y a todas las criaturas que viven en él.

Vuelva a mirar su enunciado de misión y haga en su diario una lista de todos los detalles específicos y atributos generales de cómo se desenvolverían sus comidas del día si estuvieran sintonizadas con su propósito superior. Una vez que tenga esto anotado, tendrá una estrella guía para su metabolismo. De esta forma le será más fácil trabajar consigo mismo en lugar de ir en su contra. Y sí, hay cabida también para sus deseos más personales y egoístas, o sea, un cuerpo más delgado y un físico más sensual. Pero ahora puede pasar a una perspectiva más cercana al alma porque priorizará lo que hay que priorizar. Al hacerlo tal vez encuentre que se desvanece parte de la carga que ha experimentado para llegar a la perfección metabólica. Paradójicamente, al librarse de esa manera de este enfoque basado en el miedo, liberará el metabolismo y esto le permitirá naturalmente alcanzar un nivel más elevado. Después de todo, ¿cómo va a bajar de peso si no puede aligerar su carga? Y, ¿cómo va a aumentar el fuego de su metabolismo interno si lo merma constantemente con sus temores?

## Un final dietético feliz

Otra forma importante de potenciar al máximo el poder metabólico del relato es inventar un final feliz para su alimentación. Mejor aún, quiero mostrarle un método que podría prácticamente garantizarle este resultado. Vea a continuación el procedimiento.

En primer lugar, haga una lista de todos los beneficios que espera recibir una vez que haya alcanzado sus metas en cuanto a alimentos, peso, energía, forma física y salud. En otras palabras, ¿por qué desea alimentarse de una forma más adecuada? ¿Por qué desea bajar de peso? ¿Por qué quiere mejorar su forma? ¿Para tener más energía? ¿Más salud? Dedique un momento a anotar todos los beneficios que espera recibir cuando haya llegado al destino deseado. Algunos de los beneficios típicos que las personas esperan obtener de un metabolismo más sano son "tener más energía"; "sentirse mejor con uno mismo"; "sentirse más ligero"; "usar la misma talla de ropa que antes"; "ser más atractivo y apetecible"; "tener más confianza en uno mismo"; "ser de una vez la persona que realmente uno es"; "lograr más cosas"; "tener una mejor experiencia vital".

Aquí está el ardid que le garantizará su final feliz:

**Cualesquiera que sean los beneficios que espera obtener al final de sus esfuerzos con la dieta, simplemente "recíbalos" desde el principio.**

Si usted piensa que será feliz una vez que baje diez libras, sea feliz desde ahora. Si se imagina que tendrá más energía cuando al fin coma adecuadamente, tenga más energía desde ahora. Si cree que tendrá más confianza en sí mismo y que otros lo encontrarán más atractivo cuando tenga el cuerpo que desea, siéntase así desde ahora. Cualesquiera que sean los beneficios que espera obtener al final, prodúzcalos al comienzo. Asuma esa personalidad, ese papel, ese relato. Haga como si ya fuera la persona que desea ser. Veneramos a las estrellas de Hollywood por su capacidad de hacernos creer en los relatos que cuentan y los personajes que representan. Es un talento fabuloso que, aunque no lo crea, usted y yo también poseemos. Actúe como si fuera la persona que desea ser y no sólo nos convencerá a todos nosotros, sino que también se lo demostrará a usted mismo. Generará literalmente la fisiología del personaje que está representando, pues el poder metabólico del relato es así de potente y real.

Si repasa la lista de los beneficios que espera recibir, se percatará de que casi todos son una opción que usted puede elegir en este instante. De hecho, quizás el mayor beneficio de cualquier dieta o programa de ejercicios, el beneficio que está por encima de todos los demás, es que seremos más felices. ¿Por qué esperar? Elija ser más feliz desde ahora, tener más energía y ligereza desde ahora, ser más sensual desde ahora, actuar de una forma más sana desde ahora, y encontrará que ya ha alcanzado su destino final. Entonces, mágicamente, por haber generado desde el principio los resultados finales, habrá creado el preciso entorno metabólico para que esos beneficios se materialicen realmente y se afiancen aún más.

Habrá cultivado la química de la relajación, el placer, la oxigenación intensa, la conciencia, el pensamiento independiente y el ritmo armonizado, todo lo cual aviva las llamas de nuestro metabolismo. La química que vamos creando por el camino influye en la conclusión química que alcanzamos al final. ¿Cree usted verdaderamente que le resultará fácil bajar de peso si el relato que está viviendo produce la fisiología del juicio contra sí mismo y la negatividad? ¿Honestamente se imagina que el enfoque nutricional adecuado le proporcionará más energía aunque el relato que usted sigue viviendo le merma su energía? Incluso en el peor de los casos, si usted elige ser feliz desde el comienzo y luego no baja de peso como deseaba, por lo menos habrá sido feliz.

Basta con un instante para que el metabolismo se reorganice en respuesta a nuestro relato. Recuerde un momento en el que usted se sentía bajo de energía o de metabolismo y una llamada telefónica o un visitante inesperado le levantaron el ánimo al instante. Esa persona o mensaje tenía cierto significado para usted, le permitió interpretar su relato del momento en forma positiva e inspiradora, y esto a su vez hizo girar sus partículas subatómicas de la manera precisa para activar en usted la química interna de las buenas sensaciones. Podemos invocar esta misma magia metabólica si reescribimos nuestros relatos en cualquier momento dado y hacemos que el final feliz que siempre hemos esperado ocurra en el presente.

## Semana 7: Su tarea principal

Esta semana es su oportunidad de reflexionar sobre cómo usted escribe su relación con los alimentos y, por lo tanto, cómo relata la química de su organismo. Ésta es su oportunidad de atacar quirúrgicamente las tramas que no lo ayudan y sustituirlas con un relato más sano y lleno de vitalidad. Su tarea principal consiste en identificar su relato nutricional, replantearlo bajo una luz superior, y experimentar los resultados.

### Ejercicio: Su historia metabólica

Comenzamos la semana 7 con las más importantes anotaciones en su diario del programa de sosiego. Su tarea consistirá en describir toda la historia de su alimentación, su dieta y el cuidado de su cuerpo. Considérelo como una biografía completa, desde la infancia hasta el presente, de su viaje metabólico personal. Haga este ejercicio cuando disponga por lo menos de una hora sin que nada ni nadie lo interrumpa. Sea considerado consigo mismo al describir sus recuerdos gratos o difíciles y al contar un relato riguroso y cabal. Tome nota de todo lo que pase por su mente sin editarlo y sin tratar de "que le salga bien". A continuación figuran algunas pautas que lo ayudarán en este proceso.

- Describa las distintas dietas, sistemas nutricionales y criterios en relación con las comidas que usted ha seguido desde la niñez y a lo largo de su vida.
- Enumere las creencias en materia de nutrición y dieta que usted ha seguido más firmemente y los cambios que han tenido lugar en esas creencias.
- Describa sus experiencias vitales importantes en lo que respecta a la salud, los niveles de energía y las enfermedades. ¿Cuáles han

sido sus obstáculos más grandes en estas categorías? ¿Cuáles han sido sus resultados más satisfactorios? ¿Qué efecto han tenido en su mundo personal y su mundo interno las enfermedades, los accidentes o el tiempo de recuperación de éstos?

- Describa su relación con su cuerpo (y la imagen que tiene de éste) desde la niñez hasta la actualidad.

- Describa sus experiencias sobre sexualidad y sensualidad desde la niñez hasta el presente. ¿Cuáles fueron sus principales dificultades en este sentido? ¿Sus principales logros? Tome nota de cualquier vinculación entre estos factores y su relación con los alimentos y la imagen corporal.

- ¿De qué modo han influido sus padres, amigos, familiares y parejas en su experiencia sobre los alimentos, la salud y la imagen corporal a lo largo de los años?

- ¿Alguna vez se ha sentido traicionado en lo que respecta a su salud o su cuerpo? ¿Qué influencia tiene esto en usted actualmente?

- ¿Cuáles secretos mantiene más ocultos en relación con los alimentos, la salud y el cuerpo? ¿Cuáles son sus mayores temores? ¿Cómo le afectan estos secretos o temores?

- ¿Cuáles son sus recuerdos más positivos e inspiradores en relación con los alimentos, la salud, la sexualidad y su cuerpo? ¿Cuándo estuvo (o cuando estará) en la "flor de su vida" en estas categorías? ¿Cuándo ha sentido la mayor vitalidad? ¿Cuáles fueron sus logros más importantes con los alimentos?

Cuando haya terminado, dedique algún tiempo a releer y absorber lo que ha escrito. Es un documento contundente. Mantenga su presencia de ánimo y de sentimientos ante lo que pueda haber descubierto. Anote cualquier nueva revelación que pueda haber surgido durante este proceso o cualquier conexión que se pueda haber establecido. ¿Hay algún motivo común que resalte? ¿Puede identificar más claramente las creencias esenciales que influyeron en su pasado metabólico? ¿Ha encontrado algún atributo de su carácter que quisiera cambiar?

· A menudo lo que nos impide deshacernos de hábitos no deseados en el presente es la forma en que interpretamos nuestro relato del pasado. Sin que sean detectados por el radar de nuestra conciencia, arrastramos relatos de una época anterior que nos lastran con su peso. Y mientras más tratamos de huir de nuestro pasado irredento, más nos inmoviliza éste sin que nos demos cuenta.

Una vez que haya repasado su historial metabólico (o sea, su viejo relato nutricional) y haya absorbido su significado en su vida, es hora de que mire al pasado con nuevos ojos.

## Ejercicio: Reescriba su pasado nutricional

Ahora vuelva a repasar los motivos recurrentes y las tramas que ha descubierto al describir su historial metabólico y edítelos con osadía y creatividad. ¿Qué giro puede darle a su relato para que sea completamente positivo? ¿De qué modo puede reinterpretar su relato para que todo lo que parecía fracasos, abandonos, penurias, enfermedades, problemas con el peso, dificultades con la dieta e incertidumbres sean vistos como el camino perfecto que usted necesitaba seguir para aprender las lecciones más importantes para el crecimiento de su alma? ¿Puede insuflar amor a su relato? ¿Puede asumir que cree en la bondad de los seres humanos, con inclusión de usted? ¿Puede encontrar el perdón? ¿O aceptar serenamente lo que no puede ser de otra manera? Considere este ejercicio como una oportunidad de hacer las paces con una parte importante de usted mismo.

El hecho de reescribir su historial nutricional bajo la luz sabia y misericordiosa del alma es una forma irrebatible de liberar energía y hacer sanar las dolencias y heridas más persistentes. Una vez que haya creado su relato nuevo y completamente positivo sobre su pasado nutricional, dedique un tiempo a releerlo y absorberlo. Vuelva a él durante la semana para recordarse a sí mismo el verdadero relato de la vida de su cuerpo, un relato escrito con la sabiduría del amor.

¿Alguna vez ha conocido a alguien que haya experimentado un cambio dramático en su salud o su peso? ¿Alguien que haya "vuelto a nacer" en su cuerpo y ahora esté más vibrante, vivo, radiante, feliz e inspirado? ¿Cree cabalmente que semejante transformación puede ser el mero resultado de ingerir menos calorías, hacer más ejercicios o tomar un suplemento para sentirse bien?

Estoy dispuesto a apostar muchísimo dinero a que, independientemente de cualquier programa de nutrición, sistema o máquina de ejercicios que esa persona haya empleado, lo que realmente alimentó el fuego de su renacimiento metabólico fue un nuevo relato. Aunque uno haga la mejor dieta de la galaxia, si lleva una vida de miedo y está motivado por una trama pesimista, los beneficios de todos sus buenos esfuerzos nunca durarán mucho tiempo.

## Ejercicio: Su nuevo relato nutricional

Su próxima tarea es crear un relato nutricional completamente nuevo que lo transporte de este momento al futuro. Ésta es su oportunidad de reiniciar su relación con los alimentos. Es su ocasión de trazar el rumbo de su vida dietética desde el nivel más profundo y, al hacerlo, influir en la calidad de la bioquímica de su organismo por muchos años más.

En su diario, escriba el guión de la película sobre sus comidas, cuerpo, salud y sexualidad, en la que usted desempeñará el papel principal por el resto de su vida. Cree una historia inspiradora con la que le encante vivir. ¿Qué comerá? ¿Cómo se sustentará? ¿Dónde comerá? ¿Con quién? ¿Cómo se sentirá? ¿Qué sensaciones tendrá su cuerpo? ¿Cómo sustentará a otros? ¿Cuál será su experiencia con el placer? ¿Cómo se deleitará? ¿Cómo asumirá la responsabilidad por la Tierra? ¿Por las plantas? ¿Por los animales? ¿Por las personas que padecen de hambre? ¿Cuál será su filosofía principal sobre los alimentos y la salud? ¿Qué principios específicos elegirá usted para creer en ellos y guiarse por ellos? ¿En qué serán distintas sus mañanas? ¿Sus conversaciones? ¿Cómo se ejercitará y se moverá? ¿Se mirará en el espejo con nuevos ojos? ¿Se honrará a sí mismo? ¿Qué dirá el último capítulo del relato sobre su nutrición? Vuelva a consultar el enunciado de misión de la páginas 175–76. Compruebe cómo encaja éste en su nuevo relato.

Consulte además la sección titulada "Un final dietético feliz" en las páginas 177–79. Una vez más, compruebe cómo puede integrar este enfoque, teniendo siempre presente al principio el objetivo final de todos sus esfuerzos dietéticos. Describa por escrito con el mayor detalle posible los nuevos temas de su vida. Luego, en lo que queda de la semana 7 y más allá, ponga en práctica este nuevo relato.

Quizás sería útil que hiciera una lista de las formas prácticas en que puede comenzar a hacer realidad su nuevo relato. Cada día de esta semana, vuelva sobre lo que ha escrito para recordarse a sí mismo su nuevo relato. Disfrute este nuevo inicio. Crea en él. Crea en sí mismo. Pida a amigos y seres queridos que lo ayuden en su nuevo papel. Si no está seguro de dónde debe comenzar, empiece por lo que lo inspire más. Y note en su cuerpo y su ser los resultados de su nuevo relato nutricional.

## Ejercicio: ¿Quién está comiendo?

Le presento a continuación un ejercicio final y divertido para la semana 7. Cada vez que se siente a comer o a merendar, pregúntese a sí mismo: "¿Quién está comiendo?" Diviértase con la tarea de identificar la subpersonalidad particular que está actualmente al mando y preparándose para comer. Algunos de los personajes comunes que vendrán a la mesa serán el rebelde, la niña o el niño, la víctima, el juez, el lobo, el saboteador, el perfeccionista, el hedonista o el adolescente. Definitivamente hay muchos más. Con sólo un poco de honestidad, encontrará que le resulta muy fácil identificar al personaje interno que habla más alto y que exige satisfacción.

Una vez que identifique a una subpersonalidad, entable un diálogo y una amistad con ella. Pregúntele qué desea. ¿Por qué está presente este personaje? ¿Quizás porque no le ha prestado la atención debida? ¿Tiene un mensaje para usted? ¿A qué trato podría llegar para satisfacer algunas de sus necesidades y aún así ocuparse de los requisitos más importantes de la salud y la felicidad de todo el elenco? Haga el mayor esfuerzo posible por entender amablemente esta voz, aprenda las lecciones que enseña y admita lo que le pueda aportar. Si usted es del tipo de persona que a veces tiene dificultad para controlar el comer en exceso o la adicción a la comida chatarra, pruebe con esta estrategia: invite a su adulto interior a la mesa más a menudo. Muchas personas creen que tienen que ponerse en contacto con su niño interior pero me he percatado de que, cuando se trata de comida, el niño interior está más tiempo de la cuenta en la palestra. Busque la forma de que su adulto interior participe en el proceso de nutrición. Fíjese en cómo este personaje adulto puede fácilmente ayudarle a hacer elecciones inteligentes en materia de comidas y lo socorre con gusto.

El simple hecho de preguntar "¿Quién está comiendo?" y comprobar quién está realmente presente y encargándose del metabolismo de cada comida nos permite sustentar mejor las partes de nuestra personalidad que quisiéramos alimentar más. Es un diálogo rico y gratificante con los personajes invisibles que realmente habitan nuestro universo privado. En última instancia, nadie viene a comer a menos que uno lo invite. ¿Está usted preparado para asumir el pleno control de su lista de invitados?

##  Lecciones clave

- Nuestro relato interior contiene importantes claves para liberar nuestro poder metabólico.

- Al reescribir nuestro relato podemos transformar literalmente la salud, mejorar la digestión y potenciar la capacidad de quemar calorías.

- Cada vez que comemos, una personalidad o personaje arquetípico concreto se sienta a la cabeza de nuestra mesa interior. La identidad de ese personaje determinará en gran medida nuestra experiencia de alimentación y el metabolismo de nuestras comidas. Tenemos el poder de escoger "quién come".

- Reconozca su misión más importante en la vida y permita que su relación con los alimentos contribuya a esa misión.

- Sean cuales sean los beneficios que espere recibir al final de una dieta, debe crear y experimentar esos beneficios desde el principio.

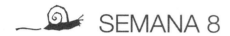 SEMANA 8

# El poder metabólico de lo sagrado

*Somos vividos por poderes que aparentamos entender.*

W. H. AUDEN

¿Alguna vez ha tenido una experiencia religiosa, divina o extraordinaria que lo ha afectado profundamente? ¿Una experiencia que lo haya hecho sentirse renovado, renacido, transformado en cuerpo o espíritu? ¿Una experiencia que no es posible explicar, pero que usted sabe que sucedió? En caso afirmativo, seguramente ha experimentado el poder metabólico de lo sagrado.

Dado que cada uno de nosotros es un alma radiante que discurre por la vida dentro de un traje espacial biológico, cada experiencia del alma se registra por dentro como un acontecimiento metabólico. Experimentamos el mundo porque la química permite que lo hagamos. Nuestros sentimientos de amor, por ejemplo, deben su existencia a una química específica generada en el organismo que es singular y está concretamente vinculada con el amor. Lo mismo ocurre con los sentimientos de esperanza, lealtad, banalidad, cinismo y cualquier estado imaginable de la personalidad. Lo que somos y lo que sentimos de momento a momento tiene un preciso equivalente bioquímico.

El metabolismo sagrado es la química que se pone en marcha en el cuerpo cuando estamos imbuidos por la divinidad. Dado que lo Divino es la fuente de poder en que se basan todos los poderes, la química creada cuando experimentamos la divinidad se va por encima de todas las leyes conocidas del organismo. La química sagrada es una metaquímica. Sus efectos pueden comprender o incorporar estados psicofisiológicos conocidos, como la respuesta de relajación, la sincronización de los hemisferios cerebrales, la química del placer, la movilización del sistema inmunológico y otros. Pero definitivamente sus límites van mucho más allá de lo que puede explicar la ciencia. Cuando entramos en el reino del metabolismo sagrado estamos pisando un nuevo terreno científico. Los instrumentos más confiables de que disponemos son la observación, la experiencia y la luz de la verdad.

Algunas de las modalidades en que el metabolismo sagrado puede revelarse en el cuerpo incluyen la oración, el ayuno, la meditación, las experiencias relacionadas con la naturaleza, los deportes, el yoga, la música, el baile, una carpa de sudación, los intereses artísticos, el insomnio, la enfermedad, la recuperación, las experiencias cercanas a la muerte, los fármacos potentes, la intimidad sexual, los acontecimientos estresantes, la guerra, las lesiones, la caza, la aflicción, el enamorarse y los distintos tipos de rituales religiosos.

Cuando se activa en el cuerpo el poder metabólico de lo sagrado, se abre un portal a una fantástica variedad de medios de potenciación biológica que de otro modo no tendrían entrada. La historia está repleta de ejemplos de santos, yoguis, chamanes, mesías y personas comunes y corrientes con poderes metabólicos fantásticos y legendarios. Hay abundantes casos bien documentados que ponen de relieve aptitudes como la clarividencia, la telekinesis, la sanación espontánea, la fuerza descomunal y las increíbles dotes intelectuales de los autistas eruditos, por sólo nombrar algunos. Sin embargo, a menudo lo que calificamos de anómalo o milagroso responde simplemente a rasgos biológicos latentes que se activan cuando somos tocados por la mano de lo Divino.

Esto, por supuesto, sólo nos deja en el umbral. La mayor parte de lo que conocemos acerca de las capacidades de la forma humana no es más que una minúscula fracción de lo que es posible. ¿Será que los avances en el bienestar que la ciencia médica ha prometido durante décadas, pero que aún no logra proporcionar, no provendrán de nada externo a nosotros (expertos y tecnología) sino que llegarán a través de una relación coevolutiva con la divinidad? ¿Es posible que la realización de su destino metabólico se encuentre sembrada inteligentemente dentro de usted, a la espera que usted la descubra?

## Los ocho metabolizadores sagrados

Lo que definitivamente es válido preguntarse es esto: ¿cómo podemos aprovechar el poder metabólico de lo sagrado? ¿De qué modo podemos cortejar útilmente sus poderes? Muchos consideran que la respuesta radica en la austeridad religiosa o en intensas horas de yoga o meditación. Pero yo sugeriría que lo sagrado sigue sus propios términos que están al alcance de todos aquí y ahora, y esos términos son: amor, verdad, valentía, compromiso, compasión, perdón, fe y entrega.

Estos ocho metabolizadores sagrados (hay más, sin duda) son sagrados porque son cualidades del alma que nos aproximan más a la esencia de la divinidad, a la inteligencia que nos creó. Al incorporarlos, nos asemejamos más a la fuente de donde provenimos, y nos acercamos más a la persona que debemos ser y que, muy adentro, sabemos que queremos ser. Considero que, cuando estos ocho metabolizadores sagrados se activan en nuestro sistema, pueden producir profundas facultades de sanación, cambios metabólicos positivos y efectos de rejuvenecimiento del cuerpo y el espíritu.

En esencia, estos ocho metabolizadores han sido vistos clásicamente como cualidades o rasgos, no como cantidades materiales propiamente dichas. No obstante, yo diría que cada metabolizador sagrado es al mismo tiempo fuerza y sustancia. $E=mc^2$. En alguna parte del cuerpo, se producen moléculas de amor al activarse los sentimientos de amor.

Quizá sean un tipo de sustancia química o quizás exista una molécula central de amor en torno a la cual se agrupan y giran otras moléculas. De modo similar, al sentir valentía el cuerpo crea el equivalente químico de ese rasgo para que podamos experimentar dicho sentimiento. Ésa es la realidad que se vive en la biología del cuerpo. Cada sentimiento tiene su correlación molecular. Estas sustancias surgen en respuesta a la invocación de esas cualidades por el alma. Primero viene el pensamiento o sentimiento y, luego, la molécula.

Ahora mismo, piense en una persona en su vida que lo saca de sus casillas o le causa estrés. Si usted piensa con suficiente intensidad en los defectos de esa persona, será como si hubiera acudido a su farmaceuta interno para que rápidamente le proporcionara sustancias estresantes que se distribuirían por todo su cuerpo. Creamos nuestra química instantáneamente, a la velocidad de la luz o más rápido aún. Del mismo modo que el Dios bíblico proclamó "Hágase la luz" y así se hizo, nosotros también nos creamos a nosotros mismos momento a momento. Cuando uno dice "Hágase la ira", el cuerpo construye instantáneamente por dentro un universo de ira. Cuando decimos "Hágase la bondad", se produce de modo similar la química de la bondad.

Tal es nuestro poder.

Observe su propia vida y probablemente notará que la dimensión superior dentro de la que se desenvuelven nuestras vidas tiene su admirable manera de evocar los ocho metabolizadores sagrados: amor, verdad, valentía, compasión, compromiso, perdón, fe, entrega. Éstos suelen desempeñar un papel central en las lecciones y momentos de transición más importantes de nuestras vidas. Mientras más anhela nuestra alma estas cualidades y más las evocamos y las creamos por medio de nuestros esfuerzos personales, más se acumulan literalmente estas moléculas en nuestro sistema y producen su magia metabólica. Si esto le suena inverosímil, tenga en cuenta que este concepto no se diferencia en nada de medicamentos como el Prozac. Uno toma un montón de píldoras producidas en una fábrica de sustancias químicas externa (en lugar de la fábrica interna del cuerpo) y tiene que esperar a que la masa crítica de moléculas se acumule en su sistema durante semanas antes de que le puedan levantar el ánimo.

Del mismo modo, mientras más fe uno tenga, o mientras más practique la fe, más moléculas de fe se acumulan en su torrente sanguíneo. La sustancia metabólica de la fe activa sistemas orgánicos esenciales como el corazón y el cerebro y ejerce sus efectos por todo el cuerpo. Éstos pueden ser efectos sencillos de vigorización y sanación, o efectos profundos como los que llevaron a la Madre Teresa o a Martin Luther King a ser quienes fueron.

Como los ocho metabolizadores sagrados son experiencias, "se sienten" dentro del cuerpo. A efectos de nuestra conversación podemos, por lo tanto, llamarlos "sentimientos". Y, al igual que con cualquier otro sentimiento, sólo es posible experimentarlos si los sentimos. Aunque parezca extraño, muchos de nosotros experimentamos estos sentimientos, pero sólo parcialmente. Tenemos fe . . . a veces, quizás. Tenemos amor . . . pero sólo hasta cierto punto. Sentimos compasión . . . pero sólo con respecto a unos pocos. Y podemos llenarnos de valor . . . pero no cuando nos enfrentamos a nuestros mayores temores. Cada vez que experimentamos esos sentimientos en forma parcial, no proporcionamos el sustento suficiente al alma y literalmente despojamos al organismo de nutrientes. Limitamos la circulación de la fuerza cósmica de la vida y suprimimos el metabolismo. A la inversa, mientras más profundos sean nuestros sentimientos, más potenciamos nuestro metabolismo y más nos acercamos a lo Divino.

Del mismo modo que el ejercicio físico obliga al cuerpo a desarrollar más los tejidos musculares, utilizar el oxígeno más eficientemente y aumentar nuestra capacidad de respiración, el simple hecho de ser almas vivientes en el planeta Tierra nos "exige" que actuemos con más fe y mayor compromiso, y que vivamos más cerca de la verdad. La vida misma es el régimen de ejercicios más adecuado. Los ocho metabolizadores sagrados son tan esenciales para el organismo como lo son los alimentos y el agua, y son literalmente necesarios en forma química. Si el alma ansía amor, también lo ansía el cuerpo. Si el alma ansía lecciones de perdón, entonces nuestras células ambicionan esas moléculas. Si la vida nos exhorta a la compasión, entonces este nutriente es necesario para el desarrollo y reparación del organismo. Si uno vive y respira, los reinos de lo Divino lo inducen a producir la química que le potenciará al máximo su metabolismo, por medio de las lecciones del alma que forjarán su mayor fuerza espiritual.

De modo que, si usted piensa que sus necesidades en materia de nutrición pueden satisfacerse adecuadamente sólo con alimentos, piense otra vez. Cuando no se cumplen los requisitos de la vida real impuestos por los ocho metabolizadores sagrados, el cuerpo se marchita, se debilita, pierde integridad, atrae enfermedades y produce los síntomas que sean necesarios para alertarnos con la lección de que el alma tiene hambre de sustento y atención. No podemos seguir recurriendo exclusivamente al reino biológico para resolver problemas de salud que no son más que efectos terrenales de los asuntos y fluctuaciones del alma.

Éste no es un punto de vista anticientífico. Al contrario, es una exhortación eminentemente procientífica a dar cabida nuevamente al lenguaje del alma y de lo sagrado en las salas de la medicina de donde ha sido desterrado. Ya es hora de que reconozcamos la realidad de lo Divino independientemente de cuáles sean nuestras creencias religiosas y de que invitemos a lo sagrado a influir en nuestras prácticas de sanación, alimentación, amor y demás faenas terrenales.

Phil, ejecutivo de 52 años de una empresa de computadoras, acudió a mí porque deseaba bajar de peso. Era un gigante de seis pies y tres pulgadas, de dulce expresión y buenas maneras, que había aumentado casi 40 libras en un año y no lograba deshacerse de ellas. Phil era una persona muy afectuosa que se enorgullecía de cultivar relaciones sólidas con las personas a su cargo. Su empresa se encontraba en una etapa de reorganización y numerosos despidos, y él estaba muy preocupado por sus empleados. Phil reconocía que no tenía gran motivación para bajar de peso, aunque sus médicos ya le habían dado numerosas señales de alarma. Había probado con varias dietas e incluso había consultado con un dietista, pero no lograba seguir ningún programa. Se sentía perplejo, porque se consideraba a sí mismo un hombre de mucha motivación, pero en este aspecto específico carecía de fuerza de voluntad. Phil sabía que estaba tropezando con algún obstáculo, pero no conseguía identificarlo, y por eso acudió a mí en busca de "motivación".

Pude ver claramente que Phil estaba preocupado por algo más profundo y, cuando le interrogué acerca de las circunstancias en que comenzó a aumentar de peso, reconoció que esto había coincidido con algunos problemas personales en su hogar de los que le resultaba difícil hablar. Su hijo había sido condenado a cinco años de prisión sin derecho a libertad condicional por vender marihuana. Esto había conmocionado terriblemente a toda la familia, incluido Phil, cuyo mundo se desmoronó. Su hijo estaba terminando la licenciatura cuando fue arrestado; era un estudiante excelente, responsable y popular. Tenía una magnífica vida por delante. Nunca se había imaginado que lo atraparían vendiendo marihuana. Phil estaba avergonzado: consideraba que había fracasado como padre y se sentía impotente para cambiar la situación y temeroso por el bienestar de su hijo, quien evidentemente no era del tipo de persona a quien podría irle bien en prisión (como si existiera ese tipo de persona).

Phil encaraba el desafío existencial más grande de su vida. Que su hijo estuviera en prisión carecía de sentido para él. Esto lo hacía buscar un significado a lo sucedido y desear un mayor entendimiento. Aunque a Phil no le gustaba la religión, se vio haciendo preguntas y buscando esperanzas en lugares que antes no tenía mucho interés en visitar. Ante esta circunstancia, le sugerí que obtendría su motivación para bajar de peso una vez que encontrara algún tipo de fe. Sus necesidades metabólicas serían procesadas cuando al fin se diera cuenta de que hay una sabiduría superior en la vida y un plan más grande en relación con lo sucedido a su hijo y que, de algún modo, ésa sería la medicina adecuada para el alma de todas las personas afectadas. Una vez que creyera en algo más allá, y se mantuviera conectado con esa creencia, podría confiar en que su hijo tendría guía y protección. De esta forma, podría perdonar a la persona que a su juicio era el mayor culpable, o sea, a sí mismo.

El exceso de peso de Phil era en realidad una cura oculta. Era el remedio contra su autocastigo, sus sentimientos de culpabilidad e impotencia y, en definitiva, su desconexión de lo Divino. Sus 40 libras de más representaban una abundante reserva de energía almacenada. Según la ciencia tradicional, eso es lo que es el exceso de grasa en el cuerpo. Y así es: la grasa es energía almacenada. Pero en el caso de Phil esta reserva de energía era más que un montón de calorías que servirían de combustible a sus ejercicios. Serían el combustible para una nueva vida, una nueva relación con lo Divino y un nuevo camino en la relación con su hijo.

Fiel a su propio carácter, Phil recuperó la motivación e hizo la transición a un nuevo relato que lo conectaba con lo sagrado. Resulta interesante que Phil decidió que no quería que yo le diera ningún consejo dietético para bajar de peso. Había recuperado la confianza en sus propias perspectivas y no quería interferencia de los métodos de ninguna otra persona. Al fin logró bajar 30 de las 40 libras que había aumentado. Después de alcanzar este nivel, decidió no hacer más ningún esfuerzo y soportar con gusto el peso restante hasta que su hijo fuera puesto en libertad. Eso era lo que le parecía correcto, así lo había estructurado y era lo que le daba la inspiración que necesitaba. Al acceder a las facultades metabólicas sagradas de la confianza, la fe y el perdón, Phil se permitió a sí mismo bajar de peso mediante el establecimiento de una conexión personal con el cosmos.

Piense por un momento en las ocasiones de su vida en que usted se ha visto en la necesidad de mostrar más amor, más compasión, mayor valor o confianza, un compromiso más firme, una capacidad más profunda de perdón y una fe más abarcadora, o las ocasiones en que debió expresar una verdad más importante. ¿De qué manera le cambiaron la vida esas experiencias? ¿Le afectaron su organismo? ¿Su salud? ¿Su nivel de energía? ¿Le confirieron un don metabólico permanente y discernible? ¿Cómo puede invocar estas cualidades de modo que sus facultades de sanación estén disponibles de una manera más constante en su vida?

## Lecciones de nutrición para el alma

A estas alturas espero que ya esté comenzando a darse cuenta de que cada problema o desafío que enfrentamos en relación con los alimentos y la nutrición tiene un profundo componente espiritual. Por supuesto, es útil y necesario atender nuestras necesidades metabólicas con las herramientas de la medicina y la ciencia. No obstante, para poder transformar y sanar verdaderamente los males del cuerpo, es necesario comprender la perspectiva del alma. Por esta razón, quisiera sugerirle una manera de ver el metabolismo desde el punto de vista de lo sagrado. Es una versión radicalmente nueva de nuestra forma de ver el cuerpo físico. Nuestra perspectiva predominante sobre la salud se basa en que las enfermedades son malas: son el enemigo, el problema y el veneno. Cualquier síntoma indeseado (exceso de peso, falta de energía, dolores digestivos, etc.) se ve indefectiblemente como nuestro adversario.

Permítame postular todo lo contrario:

**Lo que uno cree que es enfermedad, es en realidad la cura. Cualquier problema del cuerpo que usted crea tener es, en la realidad del alma, la solución.**

Sé que esto puede parecer un poco extraño a algunos, y por eso entraré en más detalles. Los griegos antiguos consideraban cada síntoma como una visita de los dioses. Cualquier aflicción del cuerpo era divina, un mensajero celestial, un secreto susurrado por los espíritus guardianes para alertarnos de que el alma necesitaba una corrección de rumbo. Los males del cuerpo eran en realidad curas para el alma. Y lo que curaba el alma era una medicina fundamental y necesaria para el cuerpo. Al prestar atención a los síntomas, escucharlos, honrarlos, existir con ellos, aceptar su carácter divino, el alma hallaría su camino a través de las brumas y se levantarían los nubarrones que hacían llover veneno sobre el cuerpo.

Veamos el ejemplo de la falta de energía. ¿Qué podría curarse con ese síntoma? ¿Qué mensajes pueden traer el letargo y la fatiga, y de qué manera serían una bendición de los dioses que podría curar una dolencia del alma y completar así el círculo sagrado y restituir el cuerpo físico? Pues bien, es interesante reconocer que cualquier trastorno que nos produzca falta de energía es a menudo la única manera de hacernos tomar las cosas con más calma. Para la enfermedad de la velocidad, la cura es la falta de energía. Es un remedio para las ocasiones en que no prestamos suficiente atención a nuestras necesidades más profundas, cuando estamos perdidos en el ajetreo cotidiano y olvidamos las formas sencillas de ser y sentir.

Nos guste o no, la falta de energía nos hace igualar la cadencia sosegada del alma. Nos impone meditar y tomar un descanso. Nos impulsa a descubrir dónde están nuestras fugas de energía y en qué rumbo desea realmente ir nuestra vida. Descubra los mensajes que nos envían los dioses con esta dolencia y habrá encontrado una cura para su vida y para el cuerpo, ese cuerpo que tuvo la cortesía de hacerlo sosegarse y volver a su estado natural. ¿Siente falta de energía simplemente porque algo anda mal en su cuerpo, o es que necesita reconocer la realidad de que trabaja demasiado y debe descansar? Incluso Dios descansó después de seis días de trabajo creativo. ¿Acaso cree que usted tiene un sistema mejor?

Sea cual sea la causa, lo que nosotros consideramos enfermedad es en realidad la cura. Incluso si el catalizador de su fatiga ha sido una alergia a un alimento, una dieta inadecuada, un parásito o la falta de sueño, sólo encontrará el remedio que le devolverá la salud una vez que se sosiegue, preste atención, se cuide a sí mismo, busque ayuda y explore. Al alma le da igual emplear cualquier mecanismo para alertarnos de sus necesidades.

Y, ¿qué se imagina usted que puede curarse gracias al exceso de peso? Para muchas personas, es una alarma que indica cuando la vida ha perdido su equilibrio. Nos pide que examinemos nuestra relación con la tierra, con el prójimo y con nosotros mismos. La obesidad no es, como dicen, un problema eminentemente personal. Sí que es personal, pero a través de este síntoma divino se accede a un nivel más importante de comprensión. El exceso de peso es uno de los acompañantes de las sociedades industrializadas y de las personas del tercer mundo que consumen alimentos producidos en masa. Es el indicio de un experimento colectivo que ha salido mal. Es la cura de una ignorancia que nos ha hecho creer que podemos avanzar como sociedad a un ritmo cegador, a una velocidad que nos impide ver detenidamente los resultados de nuestras acciones.

Creamos montañas de desperdicios, producimos comidas desnaturalizadas, contaminamos nuestras aguas y nuestra atmósfera, lanzamos bombas a nuestros vecinos y nos comportamos como si las heridas del alma que hemos sufrido pueden tratarse fingiendo que no existen. El exceso de peso nos pide examinar cómo dentro de las fronteras del país de la abundancia puede haber niños que pasan hambre. Nos implora que examinemos más profundamente la paradoja que supone estar sobrealimentados y malnutridos. Nos pide que veamos la pesada carga oculta que nos empuja hacia abajo.

Sí, el exceso de peso puede ser resultado de comer demasiado y hacer poco ejercicio. Pero estas causas aparentemente sencillas y sus fáciles soluciones no son más que fantasmas. Para empezar, no nos ofrecen ninguna explicación de por qué nuestros hábitos andan fuera de control. Sus soluciones no prestan atención a los males del alma y, por lo tanto, son remedios ineficaces para nuestras preocupaciones más profundas.

Los estadounidenses no dejan de hacer ejercicio porque sean perezosos. Al contrario. Trabajan excesivamente. Algunas personas no tienen tiempo para hacer ejercicios; otras están agotadas. ¿Para qué mover el cuerpo sino es para celebrarlo? ¿Quién quiere realmente hacer ejercicio físico para castigarse e infligirse dolor? ¿Nos inspiran nuestros clubes de salud con su decoración, su música y sus máquinas? ¿Nos estamos dando a nosotros mismos algún buen motivo para correr y practicar deportes?

La obesidad y el exceso de peso son en gran medida relativos. Muchísimas personas tienen lo que se consideraría un exceso de grasa corporal, pero de todos modos son felices y están satisfechos consigo mismos. Tienen una imagen favorable de su cuerpo, una intensa vida sexual y buena salud. En los últimos años hay en la comunidad científica un gran debate que probablemente continuará durante un tiempo. Los científicos no acaban de decidirse en cuanto a si el peso excesivo es una enfermedad, un síntoma, un factor de riesgo para otras enfermedades, una cuestión sin importancia que no tiene por qué tener efectos desfavorables en la salud o quizás, incluso, un indicador levemente positivo de longevidad. La respuesta, por supuesto, es que el exceso de peso es todas esas cosas. Los resultados de numerosos estudios siguen siendo muy distintos entre sí porque las posibilidades son verdaderamente ilimitadas. Puede ser que uno porte abundante grasa corporal por razones muy positivas, o por razones muy negativas, o por una combinación de ambas.

Según el estudio que se consulte, del 96 al 99 por ciento de las personas que bajan de peso después de seguir una dieta de adelgazamiento lo vuelven a recuperar en un plazo de uno a dos años. No obstante, pocos investigadores han prestado atención al pequeño porcentaje de personas que se mantienen delgadas. Sorprendentemente, la mayoría de ellos relatan que sus vidas han experimentado un cambio significativo: un cambio de profesión, un divorcio que hacía tiempo deseaban, un nuevo amor, una experiencia espiritual, una relación sexual sin precedentes, etc. En otras palabras, sus relatos cambiaron, sus cargas se redujeron y sus metabolismo se transformaron gracias a la química del alma.

## Nutrición sagrada

Podemos definitivamente invocar el poder de lo sagrado en formas prácticas que nos permitan influir en el metabolismo de cada comida. Un buen comienzo sería observar cómo usamos nuestro poder espiritual para bendecir o maldecir.

Como nos han mostrado diversos autores y expertos, la oración, la creencia y el amor pueden ocasionar cambios localmente o a distancia en las personas, plantas, alimentos, agua y diversos organismos vivientes. No sabemos exactamente *cómo* funciona esto, pero sí sabemos *que* funciona. Muchos de nosotros podemos sentir cuando otros nos han "maldecido" con sus juicios, calumnias y rumores. También podemos sentir en nuestros cuerpos las sensaciones palpables y edificantes producidas cuando alguna persona distante piensa o habla de nosotros en forma positiva. Son impresiones psicofisiológicas reales que han sido captadas a través de la capacidad de transmisión y recepción del corazón y convertidas en sustancias químicas del organismo.

Un juicio negativo sobre uno mismo como "Estoy obeso" o "No soy bella" o "No soy suficientemente bueno, fuerte, inteligente, etc." es una maldición. Cuando el embrujo se repite en silencio y continuamente, se adueña de nosotros con el paso del tiempo. Es literalmente una instrucción neuroquímica enviada al cerebro, que es modulada por el hipotálamo y las redes endocrina, inmunológica y de neuropéptidos, y convertida en realidad física en el cuerpo. Es una secuencia de órdenes metabólicas que pueden estar dirigidas a uno mismo o a otros.

Cuando bendecimos, damos oportunidad a lo Divino a verterse a través de nuestro corazón y a bombear a través de nuestra vasculatura las sustancias químicas de la afirmación y la vida. Enviamos fuerzas invisibles al campo electromagnético que nos rodea y más allá, y éstas trascienden los límites de tiempo y espacio. Cuando menos, la bendición crea una respuesta de relajación fisiológica y a esto se deben todas las ventajas metabólicas que ofrece esa condición, desde el aumento de la fuerza digestiva hasta una mayor eficiencia en la capacidad de quemar calorías.

Por todo lo anterior, orar antes de las comidas tiene sentido desde el punto de vista nutricional y espiritual. Piense en la posibilidad de pronunciar algunas palabras especiales, en voz alta o en silencio, de reconocimiento a las criaturas y plantas que se entregan a usted como ofrenda. Dé las gracias por recibir sustento y abundancia. Si le resulta incómodo elevar una plegaria de gratitud por sus alimentos, añada simplemente un toque de humildad. Se encontrará así más dispuesto y más considerado con respecto a la Creación. Comprobará cómo, al bendecir sus alimentos, obtiene a cambio una bendición a su persona.

Otra forma ponderada de incorporar el poder metabólico de lo sagrado es a través de los rituales. La mayoría de nosotros tenemos rituales diarios que realizamos con escasa conciencia o intención: despertar, soplarnos la nariz, ir al baño, ducharnos, vestirnos, tomar café, ir al trabajo, hacer gestiones. Sin embargo, cuando invocamos a lo Divino, los actos más banales se elevan en su condición. Prendemos una plácida llama metabólica que rompe el estancamiento y hace circular todo tipo de energía dentro de nosotros. De este modo, el ritual constituye la invocación intencional del más allá, de lo invisible, los ancestros, los espíritus. Confiere poder. Abre un circuito que nos vincula con lo sagrado y hace que lo ordinario pueda imbuirse de gracia.

Entre los elementos que confieren vida al poder del ritual figuran la ponderación, la reverencia, la holgura, la sinceridad, la receptividad, la gratitud y la humildad. El ritual tiene que ver con el ofrecimiento. Ofrecemos nuestras acciones a la fuerza creativa de la vida. Y ofrecemos plenamente todo nuestro ser porque en algún momento indefinido, todo nuestro ser fue ofrecido a nosotros. Para muchas personas, los rituales entrañan cierto riesgo intelectual. Esto se debe a que se nos ha enseñado a no hacerles caso y a ridiculizarlos, o hemos tenido una mala experiencia con rituales sociales y religiosos vacíos que nos han producido desconfianza en su valor. Pero eso queda en el pasado.

Quizás los rituales más significativos y potentes son los que creamos para nosotros mismos, a nuestra propia manera y a través de nuestra propia conexión íntima con el cosmos. ¿Cuáles son los rituales más significativos en su vida? ¿Qué sensaciones le causan estos rituales? ¿Cómo influyen en su organismo? ¿En su energía? ¿En su metabolismo? ¿Se le ocurre alguna actividad en su vida que requiera más atención de su parte desde el punto de vista del ritual? Piense en la posibilidad de introducir nuevos rituales en su actividad cotidiana, aunque sólo sea para experimentar y notar sus efectos. Vea a continuación algunas sugerencias.

**Rituales de cocina:** Prepare su comida con gratitud. Tenga conciencia de cada acto: limpieza, corte, desecho, servido, colocación. Haga que su reverencia y amor por la comida pasen a formar parte de los alimentos y se hagan extensivos a todos sus comensales. Sosiéguese. Tenga en cuenta la belleza y la intemporalidad de la experiencia de cocinar.

**Rituales del té o el café:** Al preparar su infusión, sea ponderado, agradecido, meditativo, alegre (en fin, cualquier cualidad que lo haga ir más hondo y más allá). Utilice vajilla y utensilios hermosos. Haga una pausa. Tome su taza en su mano con intención reverente. Haga que sus bebidas queden imbuidas de divinidad. Pida que los dones especiales de la divinidad fluyan por todo su cuerpo y su día. Tome la infusión a sorbos con gratitud y presencia.

**Rituales de ofrenda:** Al despertar, comience su día ofreciéndose a usted mismo al día, a la voluntad de la inteligencia creativa, al poder invisible de la compasión. Ofrezca su cuerpo y sus acciones. Renuncie a cualquier idea a la que se esté aferrando. Pida un nuevo comienzo y esté dispuesto a "convertirse" en ese nuevo comienzo. Entréguese plenamente a lo desconocido con confianza y fe.

**Rituales de la medicina:** No se limite a tragar sus vitaminas, píldoras o analgésicos: recíbalos. Prepárese para incorporar los dones que le aportan. Haga una pausa. Repare en ellos. Antes de ingerir sus píldoras, colóquelas en un cuenco pequeño y vistoso. Haga un reconocimiento consciente de sus motivos para tomar esas medicinas. Dé las gracias. Insúflelas con el poder de su creencia y pida que la fuerza curativa de lo invisible intervenga a través de ellas con pureza y sin efectos nocivos.

**Rituales de belleza e higiene:** Permita que la reverencia, la gratitud y una sensación de belleza estén presentes cuando usted se cepille los dientes, se duche o se bañe, se peine, afeite, maquille, esmalte las uñas o se embellezca. Sosiéguese. No hay prisa. Si la hubiera, concédase más tiempo. Sea consciente de quién es usted

## Alimentos sagrados

¿Ha tenido alguna vez la experiencia de sentirse repentinamente atraído a cierto alimento o bebida, consumirlo a menudo durante días o semanas, y estar convencido de que, a pesar de la extrañeza de su deseo, este alimento era de algún modo una medicina necesaria para usted? Durante la semana 8, compruebe si hay algún alimento que pida su atención de esta manera y, si lo hubiera, eleve su consumo al nivel de ritual sagrado. Reconozca la profunda sabiduría de su cuerpo, confíe en que la orientación divina puede intervenir a través de su sistema nervioso entérico, e infunda este alimento especial de su gratitud y atención. Puede tratarse de toronjas rosadas, o té de menta fresca, arándanos maduros, maíz congelado, jengibre encurtido, chocolate importado o un buen tequila. Sea lo que sea, invoque a lo sagrado para que lo oriente en su uso y compruebe si puede percatarse de las formas sutiles en que esta medicina sana y alimenta su cuerpo.

y de lo que se le ha entregado. Deje de juzgar la forma en que el Artista Divino lo hizo a usted. Aproveche la oportunidad de mostrar agradecimiento por su cuerpo y por su verdadera belleza. Haga que sus actos de embellecimiento sean una oferta de agradecimiento por un don que algún día no existirá más.

## Sustancias sagradas

Cuando estaba cursando mis estudios de postgrado en la Universidad Estatal de Sonoma en California, un grupo se reunió espontáneamente una noche frente a un edificio del centro de estudios. Un anciano nativo norteamericano estaba de visita y su forma de ser amistosa, abierta y juiciosa atrajo a una pequeña multitud. En un momento determinado habló del carácter sagrado de todo lo existente en la creación. Citó el ejemplo del tabaco, que consideraba una planta sumamente sagrada y, por lo tanto, una de las más poderosas. En ese momento un transeúnte escéptico oyó casualmente esta parte de la conversación y le espetó: "No me creo nada de toda esa palabrería sobre el 'poder sagrado' del tabaco".

El anciano nativo cortésmente se dirigió a él con una sonrisa y le preguntó lenta y claramente: "Entonces, ¿por qué crees que tantos de los tuyos son tan adictos al tabaco y se dejan destruir por él?"

Todo tiene poder, y ese poder es relativo. Algunas empresas son más poderosas que otras, y también lo son algunas canciones, edulcorantes, computadoras, tarjetas de crédito, rayos láser y segadoras de césped. El mismo concepto se aplica a los alimentos, drogas, plantas y medicamentos, o a cualquier sustancia que se pueda ingerir. Las empresas farmacéuticas y los drogadictos siempre están buscando sustancias nuevas y más potentes. Lo mismo se puede decir de quienes fabrican o consumen vitaminas y hierbas. Cuando reconocemos que el poder de cualquier sustancia se origina en lo sagrado, nos ponemos en condiciones de recibir las mejores cualidades de esa sustancia. Nos guía en su uso la mano de lo invisible. Creamos el espacio intemporal y reverente para que la inteligencia mayor pueda hablarnos. A la inversa, cuando no reconocemos la presencia de lo sagrado, procedemos sin conciencia y se desata todo tipo de problemas.

Tomemos como ejemplo cualquiera de las dificultades que enfrenta la sociedad en relación con el uso indebido de entidades poderosas (drogas, bebidas alcohólicas, tabaco, armas de fuego). Lo que se puede apreciar es la ausencia de lo sagrado. Sin invitar intencionalmente a lo Divino a la fabricación, cultivo, manipulación, preparación y uso de estas sustancias, su poder se transfiere al reino de lo profano, el cual produce una química ponzoñosa que nos desvía por una senda de destrucción y desesperanza.

El tabaco es una planta sagrada para muchos pueblos aborígenes. Se utiliza en ceremonias para honrar a los antepasados, para elevar oraciones al cielo en su humo y para reconocer la interrelación entre todas las personas y todas las cosas. Cada aspecto de su cultivo, preparación y uso se ha hecho sagrado y especial. La adicción al tabaco era antiguamente un concepto desconocido en las tribus aborígenes. No obstante, la tribu "de los blancos" tomó esa misma planta, la manipuló para que contuviera más elementos adictivos, le añadió cientos de aditivos químicos y luego negó durante décadas su potencial de producir enfermedades. El resultado ha sido la enfermedad, la adicción y la muerte. Una sustancia sagrada ha sido profanizada con nuestras acciones e intenciones.

Veamos el ejemplo del azúcar. Si no reconocemos su carácter sagrado (y, efectivamente, nuestra cultura no lo reconoce) es muy probable que suframos a medida que se va destapando el lado oscuro de su poder: deterioro de la dentadura, obesidad, resistencia a la insulina, diabetes, problemas cerebrales y cardiacos. Al carecer de la conciencia de lo sagrado, despojamos al azúcar de muchos de sus elementos y producimos una versión altamente desnaturalizada. La usamos en exceso. Los fabricantes la añaden en exceso a sus productos para aumentar las ventas. En consecuencia, nos volvemos químicamente adictos a ella y nos cegamos ante sus efectos. Sin embargo, si uno mascara el tallo fresco de la caña de azúcar todos los días durante años, es posible que esto nunca le produzca caries.

¿Es mala el azúcar? Por supuesto que no. Simplemente debemos respetarla, retroceder un paso. Permitamos que la propia azúcar nos enseñe cuánto debemos consumir y dónde está el límite.

Ya hemos mencionado lo que sucede cuando consumimos carnes de baja calidad. En verdad, el factor fundamental que determina la calidad nutricional de cualquier producto de este tipo es lo sagrado. Esto se debe a que los animales son sagrados y la carne de los animales es sagrada. Cuando sacrificamos un animal, uno de los sacrificios rituales más poderosos, estamos invocando las fuerzas de lo sagrado, o las de lo profano. Si no incluimos la divinidad en la ecuación, o sea, al no mostrar respeto, reverencia y agradecimiento a la criatura, tendremos problemas. Y esos tipos de problemas nunca se resolverán con más inspecciones de las autoridades de alimentación. Quien tuvo la idea de las "vacas sagradas" sabía de qué hablaba.

¿Cuáles sustancias demoniza usted? ¿Cuáles sustancias hace sagradas? Considere que todo alimento, fármaco, planta o brebaje es una expresión de divinidad. ¿Se da cuenta de cómo lo sagrado puede ofrecer sus facultades a través de cualquier sustancia existente? ¿Está dispuesto a reconocer lo sagrado en las cosas que usted demoniza? ¿En las personas que coloca en esa categoría? ¿En sus propias cualidades que usted demoniza? ¿Y se da cuenta de que todos los alimentos y medicamentos poderosos en nuestro mundo tienen una función clara y sencilla: servir como espejos de toda la humanidad?

Cualquier sustancia se puede sacralizar. Incluso si decidimos comer algo que está evidentemente desprovisto de vínculos sagrados en su cultivo y producción, de todas formas podemos ofrecerle nuestras bendiciones y oraciones y pedirle que transmute sus venenos. Ningún objeto ni persona es tan insignificante que no pueda ser elevado por nuestra humanidad y por la divinidad que fluye a través de nosotros.

Por supuesto, tendremos escaso interés en reconocer el carácter divino de alimentos, medicamentos o plantas si no podemos permitirnos reconocer el carácter sagrado de nuestros propios cuerpos. Nuestros sistemas científico y educativo nos han enseñado a ver el cuerpo como un conjunto de sustancias químicas, sin intervención de la mano del Creador. Creemos que de algún modo, en algún lugar, hace muchísimo tiempo, un conjunto de moléculas sin vida comenzaron, al azar, a chocar entre sí y a formar compuestos. Estas colisiones carentes de significado habrían continuado hasta que, al cabo de miles de millones de años, surgieron los seres humanos.

Si usted se ha dejado llevar por esta entretenida versión de ciencia-ficción, entonces probablemente tratará a su organismo como si fuera una máquina biológica. Lo alimenta, ejercita, lo hace caminar, correr, lo manda a revisar, a ajustar y a cambiar las piezas estropeadas. Esto puede dar resultado, pero sólo hasta un punto. Debido a que el organismo humano es mucho más que un dispositivo biomecánico, pagamos el precio de desterrar a la inteligencia cósmica. De hecho, terminamos por comportarnos de formas nada propias de una máquina. La depresión, la irritabilidad, la fatiga interna, los síntomas inexplicables y la conducta incontrolable son señales todas de cuando el alma pide que la deje intervenir.

De modo que, en lugar de buscar el próximo milagro en materia de dietas, alimentos o suplementos, ¿por qué no ir directamente a la fuente de lo milagroso? Imagínese cómo sería ver su cuerpo a través de los ojos del Creador. ¿Cómo lo vería a usted un Creador benévolo? ¿Cómo se vería usted mismo si supiera que su cuerpo es un recipiente sagrado? ¿Cómo se expresaría su metabolismo si usted se viera a sí mismo en esa luz más elevada?

## Semana 8: Su tarea principal

Esta semana en su oportunidad de experimentar el poder metabólico de lo sagrado. Su tarea principal consiste en invocar la presencia de lo Divino en sus comidas y en su relación con su cuerpo. Comprométase a crear el espacio necesario para que la luz del alma salga a la superficie durante la semana 8 y a descubrir las múltiples conexiones entre su vida nutricional y su mundo espiritual.

### Ejercicio: La dieta de la oración

Con cada comida y cada merienda o bebida que tome durante toda esta semana ofrezca, sin excepción, una oración de agradecimiento. Independientemente de la circunstancia o el lugar en que se encuentre, no se pierda ni una porción de la dieta de la oración. Deje apaciblemente a un lado todos los obstáculos reales o imaginarios que se interpondrían a un momento de oración. Cierre sus ojos, libere sus pensamientos, póngase en contacto con su corazón y conéctese con lo Divino. Dé gracias por los alimentos y por cualquier otra cosa en su vida por la que valga la pena dar gracias. Invite a participar al resto de los comensales. Si está comiendo con personas que se sientan incómodas con esto, simplemente avíseles que observará un momento de silencio antes de la comida. Si tiene hijos, pídales que expresen en voz alta lo que desean agradecer. Fíjese en cómo esto cambia su experiencia en la comida y observe los efectos que tiene en su metabolismo.

### Ejercicio: Seleccione su ritual

Consulte otra vez la sección de este capítulo dedicada a la nutrición sagrada. Seleccione un ritual en el que quisiera concentrarse durante la semana; puede ser un ritual de cocina, té/café, ofrenda, medicina, o belleza e higiene. Haga que el ritual escogido sea especial. Cuando lo ponga en práctica, ofrezca sus acciones y pensamientos a lo Divino. Invoque la presencia de lo invisible y de los seres guardianes que habitan en su mundo espiritual. Permita que su enfoque mundano usual se eleve a un plano superior. Fíjese en las sensaciones que le causa invocar las energías de lo sagrado en su cocinar, invocar el poder de curación en su té, bendecir sus medicamentos y píldoras, o sentir su divinidad interior al embellecer el recipiente sagrado que se le ha concedido. Busque el tranquilo, plácido y mágico lugar dentro de sí en el que cobra vida su conexión con el más allá. Fíjese en cualquier cambio en su cuerpo, su nivel de energía y la calidad de su fuerza vital.

## El perdón: El metabolizador sagrado más potente

En mis 25 años como nutricionista, la estrategia más poderosa y eficaz que he comprobado que libera energía, proscribe los hábitos de salud indeseados y rejuvenece el cuerpo es simplemente ésta: el perdón. No salgo de mi sorpresa al ver cómo personas que durante mucho tiempo han tenido trastornos de la alimentación, fatiga crónica, problemas digestivos y un cúmulo de síntomas debilitantes, obtienen un alivio milagroso cuando perdonan a personas de su pasado y su presente. Si alguna vez usted ha sido traicionado, abusado o herido de algún modo, los sentimientos de ira, culpabilidad o juicio que mantiene son tóxicos. De hecho, no importa cuánta razón tenga usted ni cuán culpable sea el perpetrador. Las sustancias químicas más venenosas del planeta son las que nosotros mismos producimos dentro de nuestros propios seres. Aunque nuestro veneno esté dirigido a otra persona, de todas formas vive dentro de nosotros y corroe el cuerpo con su acidez. El perdón tiene un poder curativo sin igual. Nuestras estrategias más inteligentes en materia de dietas, ejercicios, medicina y sanación son a la postre ineficaces frente a la turbia realidad química de quien no perdona.

### Ejercicio: Perdonar y sanar

Haga un inventario de las personas en su vida a quienes considera responsable de alguna injusticia. Anote en un papel todos los personajes que usted sigue culpando, juzgando y manteniendo de rehenes en su prisión psíquica. Busque minuciosamente por su pasado y presente para localizar a todos esos infractores. Incluya debidamente a todos los familiares, amigos, amantes, presidentes e incluso grupos de personas ("hombres", "mujeres", "negros", "blancos", etc.). Una vez que su lista esté completa, repásela de nuevo para asegurarse de que estén en ella las tres personas que probablemente necesita perdonar más: sus padres y usted mismo.

Tal vez ya se haya percatado de que su próxima tarea consiste en perdonarlos a todos. Es una tarea difícil. Requiere valor y es la estrategia dietética imaginable que más lo compensará. Es así porque el perdón es un acto metabólico sagrado. Libera el apretón mortal que usted ha aplicado a sus propias células y desencadena una serie de reacciones químicas que abren el cuerpo para que pueda recibir el sustento de una manera completamente nueva. De veras es así. No hay ningún secreto ni ardid especial para lograr la hazaña heroica del perdón. Basta con respirar profundamente y hacerlo. Láncese a lo más profundo y encuentre la lección del alma que otros, con sus heridas y traiciones, le estaban ayudando a aprender. Agradézcales que lo hayan ayudado a alcanzar sus límites espirituales y a reconocer que usted es realmente una persona mejor y más madura gracias a las acciones de ellos.

Para obtener crédito extra, haga una lista completa de todos los detalles que aún no ha perdonado en relación con sus padres y con usted mismo. Fíjese en la resistencia que usted mismo podría oponer a este ejercicio. Es un indicador secreto de que el ejercicio es una buena medicina. Consiste en determinar los detalles o aspectos de la personalidad de sus padres y de la suya propia que usted aún no consigue aceptar, que todavía juzga, desea cambiar o trata de ocultar bajo la alfombra. Una vez que sienta que este inventario está completo, ame y perdone compasivamente a todos. Reconózcase a usted mismo que esto puede ser una práctica para mucho tiempo, quizás para toda la vida. Mientras la aplica, fíjese en los cambios que ocurren en su metabolismo.

## Ejercicio: Lecciones nutricionales del alma

Éste es su ejercicio final para acceder al poder metabólico de lo sagrado. Centre su atención en cualquier dificultad relacionada con los alimentos o el cuerpo que usted quisiera modificar. Puede tratarse de una enfermedad, un síntoma, una preocupación sobre su imagen física, o un problema relacionado con el peso. Vuelva a consultar la sección "Lecciones de nutrición para el alma", véase a sí mismo desde la perspectiva de lo Divino y cree un relato nuevo y positivo acerca de por qué esta cuestión es su "cura" en lugar de una "enfermedad". ¿De qué modo es este problema un don de los dioses? ¿Qué lecciones del alma le ha de enseñar? Expanda su corazón y su mente de la forma más generosa posible para que pueda ver su vida desde una perspectiva cósmica compasiva. Permita que la madurez del alma aflore a la superficie para que usted se pueda ver a sí mismo en una luz más elevada. Para ayudarlo a empezar, enumero a continuación algunas reflexiones espirituales acerca de las preocupaciones comunes sobre el exceso de peso, la depresión, la fatiga y la salud digestiva.

### Exceso de peso

Ésta es su oportunidad sagrada de expresar amor por su cuerpo, de encontrar compasión sin condiciones. Hágase amigo de su cuerpo. Reconozca la divinidad que hay en él. Permita que quede imbuido de un poder superior. Deje de sentirse solo en su lucha y dé entrada a la gracia. Confíe en su camino. Perdónese a sí mismo. Dése cuenta de que sus problemas en relación con el peso son una bendición, un camino que usted ha escogido para aprender algunas lecciones importantes sobre la vida, por ejemplo, "Lo que importa no es cómo uno se ve, sino cómo uno ama". Entréguese a su cuerpo tal cual y ámese a sí mismo exactamente en la etapa en que se encuentra. Quizás usted no ha logrado bajar de peso porque aún no ha encontrado y aceptado el mensaje de amor que debe recibir. Vea su peso como una cura para el pensamiento superficial, una cura para la vergüenza, para una vida vivida sin armonía. Permítase a sí mismo olvidar absolutamente la necesidad de bajar de peso, la tentación de limitarse o de castigarse a sí mismo. Tome unas vacaciones de su capataz interno. No es cuestión de comida ni de peso. De lo que se trata es de su ser y de la sanación de su alma. Esta sanación ocurre cuando uno decide suave y dulcemente habitar su cuerpo de una nueva forma. Suponga que usted es un ángel que acaba de aposentarse en su forma física, con la misión de amarla y sustentarla. Celebre las comidas, acepte su placer, relájese, tome tiempo para comer y sea consciente de lo que hace. Comience una relación nueva e íntima con los alimentos. Véala como su conexión vital al placer y el sustento de la existencia terrenal.

Trascienda la vanidad y ocúpese del alma. Sosiéguese. Sienta. Sueñe. Escuche. Aprecie la oscuridad. Escuche las voces de quienes sufren verdaderamente. Diga la verdad. Vea las conexiones ocultas entre todos nosotros. Pregúntese honestamente qué habría que liberar de su ser para aligerarlo verdaderamente. ¿Sería un antiguo motivo de ira, resentimientos, culpabilidad, juicios, cuestiones sin resolver, palabras no dichas? ¿De qué necesita desprenderse? ¿A quién necesita apartar de su vida? ¿Cómo necesita sustentarse para que su cuerpo le parezca hermoso y ligero en lugar de denso y con carencias? Una vez que usted comience a *sentirse* más ligero, entrenará a su metabolismo a *ser* más ligero.

Analice honestamente cuánto tiempo lleva usted en guerra con su cuerpo. Pida un cese incondicional del fuego. Las estrategias para bajar de peso impulsadas por el temor están condenadas a fracasar. Incluso si usted lograra bajar de peso a través del miedo y el juicio contra sí mismo, seguirá viviendo con miedo y juicio contra sí mismo. Antes de perder algo, hay que empezar por encontrarlo. Tiene que estar en su posesión. Si desea perder peso, tiene que reconocer que es suyo. Aceptarlo. Aceptarse a sí mismo. Encontrar su centro, su núcleo y su dignidad en medio de todo esto. Deje de ser un esclavo de los métodos de pérdida de peso. Es hora de que actúe como un rey o una reina.

Establezca un horario de comidas a intervalos regulares. Está bien hacer tres comidas al día, o de cinco a seis comidas pequeñas al día, o incluso dos comidas junto con alguna que otra merienda . . . no importa cómo lo haga. Encuentre su propio ritmo. Simplemente asegúrese de no matarse de hambre durante la primera mitad del día y luego atiborrarse de comida en la noche. Elija una pauta y manténgala. Almuerce. Renuncie a las "comidas consistentes únicamente en carbohidratos", de baja calidad, especialmente en el desayuno y almuerzo. Elija alimentos de calidad. Póngase en sintonía con su sabiduría intestinal. Fíjese en qué alimentos lo atraen que puedan proporcionarle un metabolismo sano y una experiencia nutritiva. Muévase y haga ejercicios con alegría. Elimine cualquier aspecto de su rutina de ejercicios que pueda ser un método de castigo encubierto. Olvídese de cualquier concepto basado en números, calorías, puntos, porciones o gramos. Sea natural. Encuentre su sabiduría interior. Confíe en sí mismo. Sea valeroso al avanzar por este camino nuevo e incierto. Tenga fe en que se recuperará de cualquier decisión poco conveniente que tome. Entréguese a la belleza de la experiencia de obtener sustento. Permita que su metabolismo quede imbuido de su resplandor interior. Sea feliz ya. Despídase de la falsa creencia de que perder peso garantiza la felicidad. Guíese por todo lo anterior y tendrá garantizado el éxito.

### Depresión

La depresión ha sido muy infravalorada. No la honramos ni la valoramos verdaderamente. No nos gusta la depresión y por eso procuramos desterrarla. Pero no se supone que nos guste la depresión. Su presencia responde a una razón que nada tiene que ver con su popularidad. La depresión es una visita de lo Divino. Hay en ella cuando menos un mensaje, quizás muchos. La depresión es una temporada del alma. ¿Es realmente posible eliminar un frío invierno?

Antes de tratar su depresión con medicamentos, préstele atención. Si se ha adueñado de usted, acéptela. Si está braceando en sus aguas, bucee en ellas. Invoque a lo Divino. Ore. Descanse. Sienta. Tenemos muchas razones para estar deprimidos. La situación reinante en el mundo y las vidas que llevamos pueden sentirse acertada y justamente como deprimentes. Reconozcamos esa realidad.

Hace falta valor para adentrarse en el dolor del corazón. Hace falta una profunda confianza y fe para permitir que la depresión se desenvuelva. No es un demonio que lo quiere invadir. Es un aspecto de nuestra existencia, una parte de la vida de nuestra alma que necesita una voz. Ha venido a rescatarnos. ¿Somos capaces de escuchar? ¿Podemos ser lo suficientemente compasivos como para experimentar la totalidad de nuestra existencia? La depresión desea ayudarnos a recuperar los fragmentos perdidos de nuestra alma. ¿Es usted capaz de entrar en una caverna obscura para buscar a un niño querido? ¿Puede recordar sus sueños perdidos? ¿Puede encontrar su inocencia? ¿Puede ponerse en contacto con su rabia? ¿Puede reavivar su propia luz?

Los velos de la depresión se alzan naturalmente una vez que hemos recibido sus ofrendas. Si usted está verdaderamente listo para despedir a esta visita, la clave está en el oxígeno. De todas las investigaciones sobre este tema, la estrategia que mejor resultado da para aliviar la depresión no se basa en el Prozac ni en ningún medicamento, sino en el ejercicio intenso. Hay que respirar, correr, hacer ciclismo y resollar. Practique la respiración con las comidas. Nútrase con alimentos de calidad. Vuelva a descubrir el placer de las comidas. Invite a lo sagrado a formar parte de su vida. Bendiga a su depresión y bendiga el final de ésta.

## Fatiga

Nunca he conocido a ninguna persona de poca energía que no necesitara urgentemente esta ofrenda. La fatiga nos ayuda a sosegarnos, sentir, mirarnos por dentro, escuchar profundamente y hacer las correcciones de rumbo que no hubiéramos hecho si no hubiéramos recibido la visita de esta cura. De modo que, antes de proscribir sus sensaciones de poca energía, recíbalas como invitadas de honor. Encuentre su mensaje. Observe la sensaciones que le produce el cansancio. Descanse. No diga que no tiene tiempo para sosegarse y recargar. Se trata de su vida. Sea honesto, sea valiente y busque el tiempo. Sea cual sea el motivo metabólico de su poca energía, y estos motivos pueden ser muchos, su fatiga es la forma que tiene el alma de hacerlo ir más despacio en su viaje.

¿Cuál es el trabajo verdadero que es necesario hacer? ¿Por qué ha tratado de evitarlo? ¿Quiénes son los seres queridos que necesitan de su atención? ¿A qué le está dando valor usted que, en realidad, no es tan valioso después de todo? ¿En qué aspectos se destaca su habilidad de engañarse a sí mismo? ¿En qué aspectos se esfuerza demasiado? Si está sintiendo poca energía, es muy probable que tenga fugas de energía. ¿Dónde se encuentran estas fugas? ¿De qué modo se priva usted mismo de facultades? ¿Qué partes de su personalidad están más llenas de miedo?

Los problemas relacionados con la energía tienen que ver con nuestra fuerza vital y nuestra manera de usarla. Están vinculados con la forma en que expresamos o suprimimos el propósito de nuestra alma. Si usted está haciendo lo que desea hacer y lo que vino a hacer, le sobrará energía para hacerlo. Si está yendo contra las fluctuaciones del alma, contra sus valores esenciales, se resistirá en secreto. Su cuerpo trabajará contra sí mismo. Se sentirá cansado. Y se sentirá atraído a comer todos los alimentos equivocados.

Es bueno experimentar con dietas y suplementos cuando uno trata de aumentar su energía. Simplemente tenga presente que el hecho de encontrar sus inspiraciones más profundas proporcionará a cualquier alimento o sustancia la fuerza necesaria para potenciar su fuego interior. Vivir la verdad de nuestra existencia es la clave para aliviar la fatiga.

### Salud digestiva

Si usted sufre de acidez estomacal, indigestión o fatiga después de las comidas y si está tomando medicamentos para aliviar sus síntomas, es hora de que se libere a sí mismo. Este síntoma divino le pide que examine minuciosamente la forma en que usted digiere y asimila la vida. Le alerta de que algo anda mal en la forma en que usted metaboliza el mundo. La digestión constituye una bella metáfora sobre nuestra forma de consumir y procesar nuestros asuntos personales.

¿Está yendo demasiado rápido? ¿Está usted atiborrando su cuerpo de experiencias vitales con tal rapidez que no tiene tiempo para discernir la manera adecuada de descomponer lo ingerido? ¿Está usted alimentándose con las mismas estrategias vitales de siempre, las mismas pautas y hábitos una y otra vez y, aún así, no sabe por qué se siente tan mal? ¿Cuáles creencias insiste usted en regurgitar que constantemente hacen que los intestinos se rebelen? ¿De qué maneras se mantiene usted firmemente inconsciente, y se niega a asumir la responsabilidad del giro que está tomando su vida?

Algo no funciona bien en su forma de vivir en el mundo, y no es un problema con los alimentos ni con su digestión. Su alma le está pidiendo que procese las experiencias de una forma más completa y profunda y que vea cómo esa digestión consciente de la vida lo puede transformar. Sea real y esté presente consigo mismo. Confíe en que su alma puede procesar los sucesos de su vida que usted cree que son indigestos.

Aproximadamente 80 millones de estadounidenses dicen tener constantes problemas gastrointestinales. Esto no es normal ni natural. Y definitivamente no se debe a una deficiencia de medicamentos digestivos.

Esto es lo que las empresas farmacéuticas no quieren que usted sepa.

La mayor parte de nuestros males digestivos pueden curarse o aliviarse significativamente si comemos en el estado óptimo de digestión, o sea, la relajación. Esto es un secreto a voces pero muy pocos le prestan atención. Si alguna vez ha acudido a un médico o a un nutricionista porque tiene problemas digestivos y ese experto no le ha preguntado si usted come rápido, moderadamente o despacio, si no ha indagado sobre el estado emocional y fisiológico en que usted come (o sea, si sus comidas son ocasiones de ansiedad o de relajación), entonces ese experto habrá pasado por alto, sin saberlo, el factor determinante del bienestar digestivo más importante que se conoce en la ciencia. Hay 80 millones de personas con malestares gastrointestinales crónicos porque hay casi 80 millones de personas que se mueven a gran velocidad. No prestan atención a lo que comen ni a la forma en que lo comen. Han dejado al alma muy atrás, perdida en la bruma.

Incluso si usted tiene un verdadero invasor del sistema digestivo, como parásitos, candidiasis, exceso de bacterias o un desequilibrio en la acidez estomacal, nunca podrá alcanzar un alivio total ni la sanación digestiva, independientemente de cuántas píldoras o medicamentos se le receten, mientras no haya completado su imagen metabólica creando un medio digestivo sanador. Eso significa hacer que predomine el sistema parasimpático por medio de la relajación al comer. Significa prestar atención a las lecciones del alma que su digestión le está enseñando: practicar los principios de la respiración, la relajación, la conciencia y el placer. Busque el sosiego, aunque tenga un horario agitado, y vuelva a entrar en su cuerpo. Aliméntese.

Muchas personas que padecen de constantes malestares gastrointestinales han activado crónicamente el sistema simpático. Tal vez baste con unos días para desactivar este mecanismo; sin embargo, también podrían ser necesarios varios meses de práctica intensa para hacer que este vicio metabólico no lo siga afectando. Incluso si tiene que vivir para siempre con un sistema digestivo sensible, considérelo su amigo, un fiel barómetro que siempre le hará saber cuándo se ha excedido o cuándo no está prestando atención a su sabiduría interior.

Preste especial atención a ponerse en sintonía con la inteligencia de su sistema nervioso entérico, su sabiduría intestinal, y pídale consejos sobre qué comer. En muchas ocasiones, los malestares gastrointestinales son resultado directo de combinaciones de alimentos incompatibles con nuestra fisiología. Acceda a esta información sosegándose, poniéndose en sintonía consigo mismo, y preguntándose: "¿Qué alimentos me proporcionarían el sustento que necesito?" Luego proceda en consonancia con la respuesta que obtenga. Agradezca a su sistema digestivo por ser un maravilloso mecanismo de alerta que hace sonar la alarma cuando su estilo de comer y vivir no está en sincronía con los ritmos del corazón y el alma.

 ## Lecciones clave

- Nuestra conexión con lo sagrado puede darnos acceso a cambios metabólicos poco comprendidos, pero potentes.

- El amor, la verdad, la valentía, la compasión, el perdón, la fe, la entrega y otras cualidades sagradas son grandes potenciadores del metabolismo.

- Cuando la vida nos pide ponerlas en práctica, estas cualidades funcionan como catalizadores de sanación en el cuerpo.

- Tenemos el poder de "bendecir" o "maldecir", o sea, que podemos influir incluso a distancia en la energía de nuestros alimentos, nuestros propios organismos y otros seres humanos.

- El ritual permite acceder a la metaquímica de lo sagrado.

- Cuando tratamos un alimento, fármaco o al cuerpo como "profanos", se pone en marcha la química del dolor y la confusión. Si los tratamos como objetos sagrados, permitimos que se revele una química sanadora y transformativa.

- La cura para nuestros males metabólicos suele encontrarse en el propio núcleo de esas mismas dificultades. De hecho, la enfermedad es la cura.

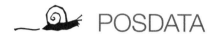 POSDATA

# Su viaje metabólico

El metabolismo no es algo en lo que se pueda intervenir directamente. Es posible medir algunos de sus aspectos, pero el metabolismo propiamente dicho es inmensurable. Algunas de sus partes se pueden modificar, pero el conjunto siempre se mantiene inalterable. Uno puede obligarlo a hacer lo que uno desee, pero en última instancia responde a una fuente superior.

**El metabolismo no es un objeto. Es un camino.**

Es un océano de reacciones químicas en constante movimiento, cuyas profundidades son insondables y cuyo proceder es inevitablemente impredecible. El metabolismo fluctúa con los ritmos del mundo y se mueve al son de la música de las esferas. Es un poema épico y una sinfonía infinita. Es al mismo tiempo corriente y moneda de cambio. Es la desembocadura en el plano terrenal de las aguas de la divinidad. El metabolismo puede desencadenar acontecimientos, pero no es causa sino efecto. Es el efecto de nuestra vida, nuestra existencia, nuestra alma. Es el reflejo exacto de nuestra forma sagrada, el portal material de las fuerzas cósmicas, un habitáculo momentáneo para nuestro espíritu eterno.

La manera en que navegamos a través de nuestro viaje metabólico es la manera en que navegamos a lo largo de nuestro camino en la vida. En otras palabras, la forma en que uno trata a su cuerpo (la forma en que lo sustenta, lo alimenta, lo exalta o lo destrona) es la manera en que uno se trata a sí mismo. Si uno considera que su cuerpo es especial, considerará que su vida es especial. Si su metabolismo es un vacío caótico y aterrador, la vida también le parecerá del mismo modo. Si uno permite que la toxicidad entre en su cuerpo, también le está permitiendo que entre en su mundo personal. Si uno decide no reconocer cómo su estilo de vida determina su salud, entonces no reconoce cómo sus elecciones determinan su realidad. Si uno permite que lo sagrado entre en su mundo personal, lo encontrará habitando su mundo metabólico.

Todo esto es buena noticia, pues uno puede cambiar en cualquier momento su manera de vivir y, al hacerlo, puede transformar su biología. Al igual que con todos los viajes que han descrito los grandes poetas, dramaturgos y cuentistas a lo largo de las épocas, su viaje metabólico lo lleva a través de tierras mágicas, terrenos extraños, lugares peligrosos, bosques tenebrosos, cumbres sagradas, mercados, carnavales, carpas de circo, santuarios de sanadores, jardines de delicias, abismos. Encontrará charlatanes vestidos de expertos, expertos disfrazados de payasos, chamanes vestidos como hombres de negocios, budas en bikini y aliados que se ríen de usted con los disfraces más impensables, ocultándose por todas partes.

### Emprenda ya su viaje metabólico.

Permita que su cuerpo y su perspectiva se renueven. Deje que el viaje sea lo que es, porque así será de todos modos. Cuando reine la incertidumbre, déjela ser su guía. Cuando su conocimiento interior aflore, sígalo con confianza y respeto. Cuando su metabolismo esté herido, permítale gritar. Antes de poner a prueba la química de su cuerpo, pruebe el sabor de sus lágrimas. Antes de tomar un medicamento, medite, reflexione y ore. Antes de limitarse a usted mismo con una dieta, expándase con amor. Antes de bajar una libra, agradézcale lo que le ha enseñado. Antes de hacer ejercicios, quédese quieto. Antes de intentar deshacerse de un mal hábito, agradézcale sus enseñanzas. Antes de hacerse daño con el pensamiento, las palabras o los hechos, haga una pausa. Antes de permitir que alguien tenga control sobre su cuerpo, despierte. Antes de buscar consejo, recuerde su sabiduría. Antes de hablar, asegúrese de que el valor sus palabras justifique la ruptura del silencio. Antes de pasar a la intimidad con otra persona, entre en contacto con lo sagrado. Antes de enfermarse, conténgase. Antes de entregarse al miedo, busque la luz. Antes de creer que el mundo carece de Creador, dé a luz. Antes de recordar su propósito divino, celebre su inminente llegada. Antes de comer, dé las gracias. Antes de sentarse durante largas horas, baile. Antes de levantarse, bendígalo todo. Antes de dormir, también bendígalo todo. Antes de vivir un día más, acceda a existir con plenitud. Y antes de volver a tomar aliento, elija la eternidad, el amor, el ahora.

Si desea más información sobre los trabajos, actividades de enseñanza y otras ofertas de Marc David, no deje de visitarlo en su sitio web www.marcdavid.com.

# Notas

## Semana 1: El poder metabólico de la relajación

1. He consultado las siguientes fuentes para hacer este gráfico sobre los efectos de la respuesta de estrés:

A. Hanck, "Stress and Vitamin Deficiency," *International Journal for Vitamin and Nutrition Research* 26 (1984).

S. Porta, "Interactions Between Magnesium and Stress Hormones in Stress," *Mengen und Spurenelemente* (diciembre de 1991).

R. A. Anderson, "Stress Effects on Chromium Nutrition," Proceedings of Alltech's Tenth Annual Symposium (Nottingham University Press, 1994).

A. Singh, "Biochemical Indices of Selected Trace Minerals: Effect of Stress," *American Journal of Clinical Nutrition* 67, no. 1 (1991). Este estudio documenta el descenso de los niveles de zinc, hierro y selenio en hombres sometidos a estrés.

N. Mei, "Role of the Autonomic Nervous System in the Regulation of Transit, Absorption and Storage of Nutrients," *Reproduction, Nutrition, Development* 26, no. 5B (1986) (Francia).

G. A. Bray, "The Nutrient Balance Hypothesis: Peptides, Sympathetic Activity, and Food Intake," *Annals of The New York Academy of Sciences* 676 (15 de marzo de 1993).

W. J. Kort, "The Effect of Chronic Stress on the Immune Response," *Advances in Neuroimmunology* 4, no. 1 (1994).

J. D. Soderholm, "Stress and the Gastrointestinal Tract," *American Journal of Physiology* 280, no. 1 (enero de 2001).

G. Aguilera, "The Renin Angiotensin System and the Stress Response," *Annals of The New York Academy of Sciences* 771 (29 de diciembre 1995).

D. Pignatelli, "Direct Effect of Stress on Adrenocortical Function," *Hormone Metabolism Research* 30, no. 6/7 (junio/julio de 1998).

J. L. Cuevas, "Spontaneous Swallowing Rate and Emotional State," *Digestive Diseases and Sciences* 40, no. 2 (febrero de 1995).

J. E. Dimsdale, "Variability of Plasma Lipids in Response to Emotional Arousal," *Psychosomatic Medicine* 44, no. 5 (1982).

S. Kaplan, "Effects of Cortisol on Amino Acid in Skeletal Muscle and Plasma," *Endocrinology* 72 (febrero de 1963).

P. Havel, "The Contribution of the Autonomic Nervous System to Changes of Glucagons and Insulin Secretion During Hypoglycemic Stress," *Endocrine Reviews* 10, no. 3 (agosto de 1989).

Hans Selye, *The Stress of Life* (New York: Van Nostrand, 1984). Ésta es la obra clásica de consulta sobre la respuesta de estrés.

2. P. Bjorntorp, "Psychosocial Factors and Fat Distribution," *Obesity in Europe '91* (Proceedings of the 3rd European Congress on Obesity, 1992). Es un excelente documento de investigación sobre la obesidad y el estrés.

E. T. Poehlman, "Sympathetic Nervous System Activity, Body Fatness, and Body Fat Distribution in Younger and Older Males," *Journal of Applied Physiology* 78, no. 3 (marzo de 1995).

S. Knox, "Biobehavioral Mechanisms in Lipid Metabolism and Athero-sclerosis: An Overview," *Metabolism: Clinical and Experimental* 42, no. 9 (suppl. 1) (septiembre de 1993).

B. G. Lipinski, "Life Change Events as Correlates of Weight Gain," *Recent Advances in Obesity Research* (Proceedings of the First International Congress on Obesity, London, 1975).

J. Istvan, "Body Weight and Psychological Distress in NHANES I," *International Journal of Obesity* 21, no. 5 (octubre de 1992).

3. T. E. Burkovskaya, "Kinetics of Elemental Content Changes of Bone Tissue of Mice During Evolution of Hypokinetic Stress," *Biological Trace Element Research* 43–45, (otoño de 1994) (Moscú).

4. D. Michelson, "Bone Mineral Density in Women with Depression," *The New England Journal of Medicine* 335, no. 16, (17 de octubre de 1996).

5. Melvyn Werbach, *Nutritional Influences on Illness* (Tarzana, Calif.: Third Line Press, 1993). Si desea consultar una lista exhaustiva de materiales sobre este tema, la encontrará en la sección relativa a la osteoporosis.

**Entre otros materiales consultados en relación con este capítulo figuran:**

R. Forster y R. Estabrook, "Is Oxygen an Essential Nutrient?" *Annual Review of Nutrition* 13 (1993).

C. R. Honig, "Oxygen Transport and Its Interaction with Metabolism: A Systems View of Aerobic Capacity" *Medical Science and Sports Exercise* 24, no. 1 (enero de 1992).

D. L. Gilbert, *Oxygen and Living Processes: An Interdisciplinary Approach* (New York: Springer-Verlag, 1981).

H. Weiner, *Perturbing the Organism: The Biology of Stressful Experience* (University of Chicago Press, 1992).

Robert Sapolsky, *Why Zebras Don't Get Ulcers* (New York: W. H. Freeman, 1994).

## Semana 2: El poder metabólico de la calidad

1. Weston A. Price, *Nutrition and Physical Degeneration* (New Canaan, Conn.: Keats Publishing, 2003). Ésta es la obra clásica sobre las grandes diferencias de salud entre las personas que siguen una alimentación tradicional y las que se alimentan con productos comerciales o industriales.

2. Jeff Bland hizo una de las exposiciones más esclarecedoras sobre el carácter enérgico de la salud, el cuerpo y la medicina en el 7º Simposio Internacional sobre la Medicina Funcional: Energía metabólica, moléculas mensajeras y enfermedades crónicas (International Symposium on Functional Medicine: Metabolic Energy, Messenger Molecules, and Chronic Illness), (mayo de 2000). La charla se titula "Disorders of Cellular Energy Metabolism." Puede obtener una cinta de audio si llama al Instituto de Medicina Funcional (Institute for Functional Medicine): (800) 228-0622.

3. Si desea pruebas convincentes sobre el daño que representan para la salud las proteínas complejas de la carne, consulte *The Food Revolution*, de John Robbins (Boston: Conari Press, 2000). Si desea pruebas convincentes sobre el punto de vista contrario, consulte H. Spencer, *American Journal of Clinical Nutrition* 37, no. 6 (junio de 1983), y S. Fallon, *Price-Pottenger Nutrition Foundation Health Journal,* 1996.

4. A. Lopez "Some Interesting Relationships Between Dietary Carbohydrates and Serum Cholesterol," *American Journal of Clinical Nutrition* 18, no. 2 (febrero de 1966).

**Entre otros materiales consultados en relación con este capítulo figuran:**

A. K. Kant, "Consumption of Energy-Dense, Nutrient-Poor Foods by the U.S. Population: Effect on Nutrient Profiles," *Journal of the American College of Nutrition* 72, no. 4 (octubre de 2000).

E. Gunderson, "FDA Total Diet Study, julio de 1986–abril de 1991: Dietary Intake of Pesticides, Selected Elements, and Other Chemicals," *Journal of AOAL International* 78, no. 6 (noviembre–diciembre de 1995).

"Inocuidad y calidad de los alimentos en relación con la agricultura orgánica", del *Informe de la ONU sobre la agricultura y la alimentación,* julio de 2000.

"Organic Foods vs. Supermarket Foods: Elemental Levels," in *Journal of Applied Nutrition* 45 (1993).

"Exposure to Pesticides Lowered When Young Children Go Organic, Researchers Determine" *New York Times* 25 de marzo de 2003.

Paula Baillie-Hamilton, *The Body Restoration Plan: Eliminate Chemical Calories and Repair Your Body's Natural Slimming System* (New York: Avery Publishing, 2003).

M. Alice Ottoboni, *The Dose Makes the Poison* (New York: Van Nostrand, 1991).

Russell Blaylock, *Excitotoxins: The Taste that Kills* (New Mexico: Health Press, 1996).

Sandra Steingraber, *Living Downstream* (New York: Vintage Books, 1998).

Richard Gerber, *Vibrational Medicine* (Rochester, Vt.: Bear & Company, 1988).

## Semana 3: El poder metabólico de la conciencia

1. S. A. Giduck, "Cephalic Reflexes: Their Role in Digestion and Possible Roles in Absorption and Metabolism," *Journal of Nutrition* 117, no. 7 (julio de 1987).

2. G. R. Barclay, "Effect of Psychosocial Stress on Salt and Water Transport in the Human Jejunum," *Gastroenterology* 93, no. 1 (julio de 1987).

3. B. Baldaro, "Effects of an Emotional Negative Stimulus on Cardiac, Electrogastrographic, and Respiratory Responses," *Perceptual and Motor Skills* 71, no. 2 (octubre de 1990).

4. T. L. Powley, "Diet and Cephalic Phase Insulin Responses," *American Journal of Clinical Nutrition* 14, no. 4 (septiembre de 1985).

5. J. Furness and J. Bornstein, "The Enteric Nervous System and Its Extrinsic Connections," in *Textbook of Gastroenterology* (Philadelphia: Lippincott, 1995).

6. Michael Gershon, *The Second Brain* (New York: Perennial, 1999).

7. T. E. Adrian and S. R. Bloom, "The Effect of Food on Gut Hormones," *Advances in Food and Nutrition Research* 37 (1993).

8. Sandra Blakeslee, "Complex and Hidden Brain in the Gut Makes Cramps, Butterflies, and Valium" *New York Times,* 23 de enero de 1996.

**Entre otros materiales consultados en relación con este capítulo figuran:**

S. McCrae, "Changes in pattern of fasting jejunal motor activity during mental stress," *Journal of Physiology* 308 (1980).

M. Costa, "The Enteric Nervous System," *The American Journal of Gastroenterology* 89, no. 8 (1994).

S. Wolf, "The Stomach's Link to the Brain," *Federation Proceedings* 44, no. 14 (1985).

R. K. Goyal, "The Enteric Nervous System," *The New England Journal of Medicine* 334, no. 17 (25 de abril de 1996).

L. Johnson, *Gastrointestinal Physiology* (Philadelphia: Mosby, 1991).

Raphael Kellman, *Gut Reactions* (New York: Broadway Books, 2002).

## Semana 4: El poder metabólico del ritmo

1. C. A. Czeisler, "Stability, Precision, and Near-24-Hour Period of the Human Pacemaker," *Science* 284 (25 de junio de 1999).

2. David Lloyd, *Ultradian Rhythms in Life Processes* (New York: Springer-Verlag, 1992).

*Providers Manual—Clinical Training in Mind/Body Medicine,* Harvard Mind/Body Medical Institute 1995.

3. T. W. Uhde, "Caffeine: Relationship to Human Anxiety, Plasma MHPG, and Cortisol," *Psychopharmacology Bulletin* 20, no. 3 (1984).

4. T. S. Wiley, *Lights Out* (New York: Pocket Books, 2000).

**Entre otros materiales consultados en relación con este capítulo figuran:**

E. M. Berry, "Foods and Their Effects on Sleep Patterns," *International Clinical Nutrition Review* 7, no. 2 (1987).

A. Concu, "Indirect Evidence in Humans of Nervous Parasympathetic Predominance in Integrated Responses to a Balanced Meal," *Medical Science Research* 20, no. 19 (1992) (Italia).

E. L. Gibson, "Increased Salivary Cortisol Reliably Induced by a Protein-Rich Midday Meal," *Psychosomatic Medicine* 61, no. 2 (1999).

F. Brouns, "Is the Gut an Athletic Organ? Digestion, Absorption and Exercise" *Sports Medicine* 15, no. 4 (1993).

H. M. Lloyd, "Mood and Cognitive Performance Effect of Isocaloric Lunches Differing in Fat and Carbohydrate Content," *Physiology and Behavior* 56, no. 1 (julio de 1994).

B. C. Johnson, "Nutrient Intake as a Time Signal for Circadian Rhythm," *American Institute of Nutrition* 122, no. 9 (28 de abril de 1992).

P. J. Rogers, "Nutrition and Mental Performance," *Proceedings of the Nutrition Society* 53, no. 2 (1994).

Kenneth Rose, *The Body in Time* (New York: Wiley and Sons, 1988).

A. Reinberg *Introduction to Chronobiology* (New York: Springer-Verlag, 1983).

A. T. Winfree, *The Timing of Biological Clocks* (New York: Scientific American Books, 1987).

LifeWaves International: www.lifewaves.com. En este sitio web se pueden consultar las interesantes obras del Dr. Irv Dardik.

## Semana 5: El poder metabólico del placer

1. Este informe fue presentado por Margo Denke, del Center for Human Nutrition, University of Texas Health Science Center, en la reunión anual de la Asociación Americana del Corazón, 1987.

2. "Food that Tastes Good Is More Nutritious," publicado en *Tufts University Health and Nutrition Letter,* octubre de 2000.

3. Guy Murchie, *The Seven Mysteries of Life* (Boston: Houghton Mifflin, 1978).

4. T. D. Geracioti, "Meal-Related Cholecystokinin Secretion in Eating and Affective Disorders," *Pharmacology Bulletin* 25, no. 3 (1989) and J. Hirsch, "A Clinical Perspective on Peptides and Food Intake," *American Journal of Clinical Nutrition* 55, no. 1 (1992).

5. M. M. Hetherton, "Pleasure and Excess: Liking For and Over-consumption of Chocolate," *Physiology and Behavior* 57, no. 1 (1995).

**Entre otros materiales consultados en relación con este capítulo figuran:**

A. Levine, "Opioids—Are They Regulators of Feeding?" *Annals of the New York Academy of Sciences* 575 (1989).

J. C. Melchior, "Palatability of a Meal Influences Release of Beta-Endorphin and of Potential Regulators of Food Intake in Healthy Human Subjects," *Appetite* 22, no. 3 (junio de 1994).

G. A. Bray, "Peptides Affect the Intake of Specific Nutrients and the Sympathetic Nervous System," *American Journal of Clinical Nutrition* 55, no. 1 (enero de 1992).

J. E. Blundell, "Regulation of Nutrient Supply: the Brain and Appetite Control," *Proceedings of the Nutrition Society* 53, no. 2 (julio de 1994).

J. E. Blundell, "Serotonin and the Biology of Feeding," *American Journal of Clinical Nutrition* 55, no. 1 (enero de 1992).

G. P. Smith, "The Satiety Effect of Cholecystokinin: Recent Program and Current Problems," *Annals of the New York Academy of Sciences* 448 (1985).

"Discovering Something New in Food: Pleasure" *New York Times,* 30 de diciembre de 1992.

G. J. Dockray, *Gut Peptides: Biochemistry and Physiology* (Edinburgh: Churchill Livingstone, 1994).

R. Ornstein and D. Sobel, *Healthy Pleasures* (New York: Da Capo Press/Perseus Publishing, 1990).

## Semana 6: El poder metabólico del pensamiento

1. Ernest Rossi, *The Psychobiology of Mind-Body Healing* (New York: Norton, 1986). Este libro ofrece excelentes perspectivas científicas y esclarecedores diagramas sobre la conexión entre el cuerpo y la mente.

2. J. W. Fielding, "Adjunct Chemotherapy in Operable Gastric Cancer," *World Journal of Surgery* 7, no. 3 (1983).

3. "Placebo—The Hidden Asset in Healing" in *Investigations,* Institute of Noetic Sciences Research Bulletin 2, no. 14 (1985).

4. D. S. Moore, *Statistics: Concepts and Controversies* (New York: Freeman, 1995).

5. S. B. Penick "The effect of expectation on response to phenmetrazine," *Psychosomatic Medicine* 26, no. 4 (1964).

6. Kenneth Cooper, *The Antioxidant Revolution* (Nashville: Thomas Nelson, 1994).

**Entre otros materiales consultados en relación con este capítulo figuran:**

R. L. Shames, "Nutritional Management of Stress-Induced Dysfunction," *Applied Nutritional Science Reports 2002* Advanced Nutrition Publications Inc., se puede obtener a través del Instituto de Medicina Funcional (Institute for Functional Medicine).

R. Ornstein y D. Sobel, *The Healing Brain* (New York: Simon and Schuster, 1988).

Norman Cousins, *The Healing Heart* (New York: Norton, 1983).

Henry Dreher, *The Immune Power Personality* (New York: Penguin, 1996).

Howard Brody, *The Placebo Response* (New York: Harper Collins, 2000).

Larry Dossey, *Recovering the Soul* (New York: Bantam, 1989).

Blair Justice, *Who Gets Sick* (Los Angeles: Tarcher, 1987).

## Semana 7: El poder metabólico del relato

1. "Multiple Personality—Mirrors of a New Model of Mind?" *Investigations,* Institute of Noetic Sciences Research Bulletin 1, no 3/4.

2. B. G. Braun, "Psychophysiologic Phenomena in Multiple Personality," American Journal of Clinical Hypnosis 26, no. 2 (1983). En este informe también se enumeran otros ejemplos de pacientes con trastorno de personalidad múltiple que manifiestan alergias en unas personalidades y en otras no.

**Entre otros materiales consultados en relación con este capítulo figuran:**

Brendan O'Regan y Rick Carlson, "Defining Health: The State of the Art," *Holistic Health Review* 3, no. 2 (1979).

A. Ziegler, *Archetypal Medicine* (New York: Continuum International Publishing, 2000).

James Hillman, *Healing Fiction* (Barrytown, New York: Station Hill Press, 1983).

Larry Dossey, *Meaning and Medicine* (New York: Bantam, 1991).

Lynn Payer, *Medicine and Culture* (New York: Henry Holt, 1988).

## Semana 8: El poder metabólico de lo sagrado

**Entre los materiales consultados en relación con este capítulo figuran:**

"Asking If Obesity Is a Disease or Just a Symptom," *New York Times,* 16 de abril de 2002.

"God and the Brain: How We're Wired for Spirituality," *Newsweek,* 7 de mayo de 2001.

Joseph Chilton Pearce, *The Biology of Transcendence* (Rochester, Vt.: Park Street Press, 2002).

Michael Murphy, *The Future of the Body* (Los Angeles: Tarcher, 1992).

Larry Dossey, *Healing Beyond the Body* (Boston: Shambhala, 2001).

Larry Dossey, *Healing Words* (New York: HarperCollins, 1993).

Dean Ornish, *Love and Survival* (New York: HarperCollins, 1997).

Sandra Ingerman, *Medicine for the Earth* (New York: Three Rivers Press, 2000).

Eugene d'Aquili, *The Mystical Mind: Probing the Biology of Religious Experience* (Minneapolis: Fortress Press, 1999).

Robin Robertson, *The Sacred Kitchen* (Novato, Calif.: New World Library, 1999).

James Hillman, *The Soul's Code* (New York: Random House, 1996).

# Bibliografía

Barks, Coleman. *The Illuminated Rumi*. New York: Broadway Books, 1997.

Buck, William. *Mahabharata*. Berkeley: University of California Press, 1973.

Brody, Howard. *The Placebo Response*. New York: HarperCollins, 2000.

Calasso, Roberto. *Ka: Stories of the Mind and Gods of India*. New York: Vintage 1998.

Dossey, Larry. *Healing Beyond the Body*. Boston: Shambhala Publications, 2001.

———. *Meaning and Medicine*. New York: Bantam Books, 1991.

———. *Recovering the Soul*. New York: Bantam Books, 1989.

———. *Reinventing Medicine*. San Francisco: HarperCollins, 1999.

Fallon, Sally. *Nourishing Traditions*. Washington, D.C.: New Trends Publishing, 1999.

Hillman, James. *Healing Fiction*. Barrytown, N.Y.: Station Hill Press, 1983.

———. *Re-Visioning Psychology*. New York: Harper & Row, 1975.

———. *The Soul's Code*. New York: Random House, 1996.

Holmes, Ernest. *The Science of Mind*. New York: Tarcher, 1998.

Hyman, Mark and Liponis, Mark. *Ultra-Prevention*. New York: Scribner, 2003.

Lao Tzu. *Tao Te Ching*. New York: Concord Grove Press, 1983.

Levine, Peter. *Waking the Tiger*. Berkeley, Calif.: North Atlantic Books, 1997.

Murchie, Guy. *The Seven Mysteries of Life*. Boston: Houghton Mifflin, 1978.

Murphy, Michael. *The Future of the Body*. Los Angeles: Tarcher, 1992.

10|12 ⑧  9|12   12|14 ⑩ 7|13

Ottoboni, Alice. *The Dose Makes the Poison*. New York: Van Nostrand Reinhold, 1991.

Payer, Lynn. *Medicine and Culture*. New York: Henry Holt, 1988.

Pearsall, Paul. *The Heart's Code*. New York: Broadway Books, 1998.

Pearce, Joseph Chilton. *The Biology of Transcendence*. Rochester, Vt.: Park Street Press, 2002.

Pollan, Michael. *The Botany of Desire*. New York: Random House, 2001.

Ravnskov, Uffe. *The Cholesterol Myths*. Washington, D.C.: New Trends Publishing, 2000.

Robbins, John. *The Food Revolution*. Boston: Conari Press, 2001.

Rosenthal, Joshua. *The Energy Balance Diet*. Indianapolis: Alpha Books, 2003.

Rossi, Ernest. *The Psychobiology of Mind-Body Healing*. New York: Norton, 1986.

Sapolsky, Robert. *Why Zebras Don't Get Ulcers*. New York: W. H. Freeman, 1994.

Tolle, Eckhart. *The Power of Now*. Novato, Calif.: New World Library, 1999.

Schmidt, Gerhard. *The Dynamics of Nutrition*. Rhode Island: Bio-Dynamic Literature, 1987.

———. *The Essentials of Nutrition*. Rhode Island: Bio-Dynamic Literature, 1987.

Shealy, Norman and Myss, Caroline. *The Creation of Health*. Walpole, N.H.: Stillpoint Publications, 1993.

Werbach, Melvyn. *Nutritional Influences on Illness*. Tarzana, Calif.: Third Line Press, 1993.

Wiley, T. S. *Lights Out*. New York: Pocket Books, 2000.